健康診断という「病」

亀田高志

JN258346

日経プレミアシリーズ

まえがき

「職場の定期健康診断は、働く人の健康を本当に守っているのか?」

医師として職場の健康管理に関わるようになって20年以上になりますが、ずっと私を悩ませている疑問です。

定期健康診断を受けるとき、肥満度や腹囲、血圧やコレステロール値、血糖値が悪くなっていないか、病院やクリニックでの精密検査や治療が必要だと告げられないかなど、様々なことが気になるでしょう。

数値を少しでもよくしたくて、直前にあわててお酒を控えたり、炭水化物を減らしたり、腹囲を測定する瞬間にお腹を引っ込める人もいます。しかし、定期健診のたびにこんなことを繰り返しても、残念ながら健康につながる効果はありません。

定期健診の集計結果を厚生労働省が毎年公表していますが、全体としては悪化の一途をたどっています。その一方で、各々の検査のおかげで働く人の病気が減ってきたのか、より高齢になっても働くことができるように健康状態が改善してきたのか、といった科学的な検証は行われないままです。

また、健康長寿が叫ばれる現代の日本で、働く人にとって影響の大きな健康問題はがんです。一生のうち男性は6割以上、女性では半分近くの人が、がんと診断される時代になりました。高齢者の就労が進んでいますが、がんは加齢と関係が深く、その治療と仕事の両立支援が働き方改革で注目されています。しかし職場の定期健診では、がんの早期発見を目指した検診を取り扱っていません。

さらに、近年義務化されたストレスチェック制度は、うつ病などの不調を未然防止すると謳われていました。しかし現行の検査方法は、患者さんが減るという科学的な根拠が明らかでないまま、見切り発車で導入されました。制度が始まって2年近くになりますが、チェックを拒否する人が相当数に上り、高ストレス状態の二次検査にあたる医師の面接指導を受けた人はほとんどいないことが厚生労働省の調査で分かっています。

残念なことにビジネスパーソンの多くは、このような事実を知らずにいます。

定期健診などの職場の健康管理は、必ずしも働く人を守ってはくれないのです。そのような環境の中で、いかにして自身の健康を守っていくのかを本来の受益者であるべき働く方々に知っていただくことが、本書の目的です。

また、職場で行われている健康管理制度は様々な構造的問題を抱えたままです。

例えば、ストレスチェックを受けられるのは50人以上の事業所で働く人に限られています。職場の健康管理を担う産業医や、職場の衛生問題を担当する衛生管理者の選任、健康問題を労使が協調して話し合う衛生委員会の設置義務も、現在のところ50人未満の事業所にはありません。

50人未満の事業所で働く人はすべての労働者の過半数に及ぶのですが、この「50人」という根拠が明らかでない区分けによって、働く人が受けられる健康管理には大きな格差が生まれています。働き方改革では非正規雇用の人たちの処遇の改善が叫ばれていますが、非正規雇用のうち非常用雇用の人たちには定期健診の機会すら与えられていません。こうした格差も放置されたままです。

加えて、高齢になるまで働くことが一般的になりつつありますが、漫然と定期健診を受けていても、加齢による心身の機能の低下を遅らせることはできず、高齢で働く人に特化した健康管理制度はありません。

こうした状況を抜本的に変えることは、働く人にはできません。しかし、正しい理解と知識を持てば、直面する可能性のある健康問題を回避したり、対処することが可能になるのです。

本書は会社勤めの上司と部下の2人に登場してもらい、職場でよく交わされる日常的な会話から、「へぇ」と思える医学的な知識をなるべくやさしく紹介します。その上で、正しいとらえ方や考え方を示しています。

働く人にありがちな健康の問題を解決する、簡単に実践できる対処法を説明していますから、ぜひ楽しみながら読み進めていただけたら幸いです。

目次

長生きとがんは切り離せない
誰もががん細胞を持っている
がん検診を受けるべきタイミング
職場でがん検診が行われない理由
何歳になったら、どのがん検診を受けるか
検診時に気を付けるべきこと
「家系」ではなく「リスク」でがん検診を選ぶ
喫煙はがんの最大のリスク因子
ストレスをためるとがんが増える
がん予防にもつながる生活習慣病対策
がんが怖い人ほど検診を受けるべき
がんと診断されたときに、直面すること
そのとき、会社の支援はどうなるのか

本文中の注釈（※）は、弊社ホームページ
（http://www.nikkeibook.com/book_detail/26359/）をご参照下さい。

第　1　章

「残念な健康診断」の実態

学生時代から体育会系で健康優良児を自任していた会社員のGさん。快活で人付き合いがよく堅実な仕事ぶりで、IT企業の営業職として頑張る毎日。でもビールが大好きで、30代半ばから太り始め、定期健診の肝機能検査に異常が続き、保健師さんに運動やダイエット、特に節酒を口やかましく言われてきました。

そこで、「よし、今年こそは健診をパスするぞ！」と一大決心。1週間ほど、お酒を止めて健診日を迎えました。しかし、3週間後に送られてきた結果を見ると、γ－GTPは3桁のまま。昨年とあまり変わらない数値にガッカリ！　案の定、健康管理室に呼び出されて、「健診なんて、もう懲り懲りだ」と……。

γ－GTPは1週間の禁酒では減らない⁉

Gさん、残念でしたね！　肝機能検査のことを正しく知っていれば、対処のしようもあったかもしれません。

血液中の物質が半分の濃度に減るまでの時間を「半減期」と呼びます。例えば半減期が1週間であれば、100という数値が50まで減るのに1週間かかり、さらに25まで減るにはもう1週間かかります。

毎日飲む習慣のある人が、Gさんのように1週間も我慢するのは並大抵のことではありません。お酒が好きな方は、同感ではないでしょうか。しかし、健診の直前に我慢するだけでは、検査結果が良くなることはほとんど無いのです。

例えば、肝機能検査と呼ばれる血液検査の3つ、GOT（新しい呼び方はAST）、GPT（同ALT）、γ－GTPの半減期は2～3週間だと考えられています。ですから、例えばγ－GTPが毎年200ある人が100未満まで下げたいと思ったら、3週間以上もお酒を断たなければいけません。3日や5日ぐらい我慢したところで、検査値は微動だにしないでしょう。

またこれらの検査項目の名前はご存じでも、それが何をあらわしているのかを知っている人は少ないものです。肝臓はみぞおちの右奥にある臓器ですが、この肝臓の細胞の中でGOT、GPT、γ－GTPは、酵素といって化学反応を通じてエネルギーを生み出す働きを担っています。そして炎症などによって肝臓の細胞が破壊されると、その内容物であるGOTやGPTが血液中にもれ出てきます。この数値が高いと肝臓の細胞が壊れつつある、ということが分かるのです。

γ－ＧＴＰは肝細胞の中にある「小胞体」といわれる器官でつくられますが、アルコールによる肝臓の障害に鋭敏に反応します。例えば、禁酒中にくじけて「一口くらい構わないだろう」と思って飲んでしまうと、一時的な反応を起こして、数値がむしろ悪くなることもあるのです。

私はこれまで「職場で受ける健康診断が楽しみで毎年心待ちにしています！」と言う方にはほとんどお目にかかったことがありません。

日ごろは考えないようにしている肥満を指摘され、「生活習慣がなっていない」と保健師さんに叱られるのはかなわない。高血圧や高血糖、コレステロール値の異常から産業医に病院に行くように言われるのは嫌だ、と感じている人は少なくないのではないでしょうか。

家に持ち帰った健診の結果を家族に見られて、大好きなビールが冷蔵庫から消えてしまったら大変ですね。ですから、悪いことをしているわけでもないのに、まるで神頼みのように結果が「シロ」であるようにと祈ったりします。

しかし、実はこれこそが「残念な健康診断」の実態なのです。

健康管理室に呼び出されたＧさんに、保健師さんが切り出します。

「この肝機能検査の結果ですが、産業医の先生も『原因はお酒の可能性が高い』とおっしゃっていますので、今日はしっかりと節酒をお勧めしたいと思います」

「お手やわらかにお願いします（さっさと終わらないかな……）」

「問診票には、１週間で毎日、ビール中瓶１本と書いてありましたが」

「ええ、まぁそれくらいです。飲み会のときには、いつもより少し量が増えることもありますけど（大きなお世話だなぁ！）」

「ビール中瓶１本ならギリギリ適正飲酒の範囲なので、こんな数値にならないはずなのですが……」

「えっ⁉（汗）」

「Gさん、本当は中瓶じゃなくて大瓶で、しかも３本以上飲んでいませんか？」

「そ、そんなこと無いですよ……（その通りだよ！　生ビールならジョッキでいつも最低３杯はね。でも、何で分かったんだろう？）」

飲酒量のウソは、バレる

私はGさんのような人こそ、実に人間らしく愛すべき人物だと思います。

職場の健康管理にまつわる仕事に四半世紀ほど携わり、定期健診を通じて興味深く感じてきたのは、「タバコの本数と喫煙年数は皆さん正直に書くけれども、お酒の量と飲む日数はたくさんの人がウソをつく」ということです。

タバコが健康に与える影響が年々大きく叫ばれるようになり、地域によっては町中が分煙どころか全面禁煙になりそうなご時世です。しかし喫煙者は悪びれず、人によっては未成年の頃から吸っていた年数まで加えて、毎日の本数と一緒に問診票へ正確に記載してくれます。

しかしながら、お酒の場合にはどういうわけか、実際に飲んでいる量より少なく回答する人が多いと考えられています。

「1回（または1日）あたり、どれくらい飲みますか？　週何日飲みますか？」というお馴染みの質問は「量・頻度法」と呼ばれ、健康診断で定着しています。

同じく自己申告を基に、飲酒時間、飲酒量、種類などを詳しく1週間程度記録する「遡及的日記法」という方法もあります。この方がより正確なデータになる、あるいはウソもつきにくいと考えられますが、比較すると、日記形式の方が量と頻度だけを尋ねた場合より申告量が多いケースがあることが分かっています。

飲兵衛の感覚では、量と頻度だけでは大雑把過ぎると感じるかもしれませんが、中にはGさんのように3分の1くらいの量しか申告しない人も少なくないのです。

お酒の害が身体だけでなく、精神的に、あるいは社会生活に影響を及ぼす場合は「アルコール乱用」、禁断症状を伴うと「アルコール依存」と言います。この状態に陥った患者さんは、「飲んでいない」と嘘をつくことが多いのです。しかしながら、乱用や依存症にまで至らなくても、Gさんのような過少申告は決して珍しいことではありません。

定期健康診断は、働く人のためのものではない？

飲酒量を少なめにごまかして、悪い数値を瞬間的に改善しても、本当はGさんにとってよいことはありません。将来、深刻な病気やそれによる障害で苦しむのはご本人なのですから。健康状態を自ら確認できる、貴重な機会である定期健診を嫌がるようになってしまうのは実にもったいないことですね。

自分の生活習慣と大切な身体のことを正直に申告して、ありのままのデータを知り、しかるべき対処を確実に行うというのが、本来の健康診断のあり方です。

しかし、Gさんのような人が出てくるのは、現行の定期健診の制度と仕組みに原因があります。考えていただきたいのですが、定期健診の費用を負担しているのは雇用主である会社です。半世紀近く前の話になりますが、定期健診を定めた「労働安全衛生法」が昭和47年に施行されたとき、旧労働省が「会社が負担するように」との通達を出しています。

ちなみにその当時は職場の労災事故で亡くなる人が現在より5倍以上あり、「けがと弁当は自分持ち」と産業現場で言われていたのです。

それから40年以上を経て、平成28年度末に厚生労働省が「労働安全衛生法に基づく定期健康診断等のあり方に関する検討会報告書」を公表しました。その中に健康診断の目的が明言されています。分かりやすく説明すると、「今の作業や労働に耐えられるか、それを続けさせても、脳卒中や心臓発作を起こしたりしないかを確認し、それらを防止するために行う」とあります。様々な検査を無料で受けられるメリットはありますが、本質的には会社のために行われているのです。決して福利厚生の一環としてのサービスではありません。

ちなみに、何らかの病気を早期発見するために検査を行うことを「検診」と呼び、全般的な健康状態や将来のリスクを含めて評価することを「健診」と言います。後者は未然防止と健常な状態の維持が目的です。日本の定期健診は検診の色合いは無いことはないですが、本来はその名の通り「健診」なのです。


自席に戻ったGさんに、手の空いた営業課長が声をかけます。

「Gくん、保健指導はどうだったの？」

「いやぁ、脂肪肝だとコッテリ絞られまして。フォアグラみたいだと……」

「自分だってちょっと太めの保健師さんだろ？　俺も尿酸値が高くて、いつもいじめられているよ」

「週に1日でもいいから休肝日をつくって、2カ月後に再検査だそうです」

「2カ月後か。それなら、今日くらいは飲みに行こうか？」

「節酒は明日から励むことにして、ぜひお供させていただきます！」

休肝日を邪魔する「依存」の真相

職場の健康管理を担当してきた経験から、私は「休肝日」という言葉に正直、抵抗を覚えます。確かにアルコールは主に肝臓で分解されるため「肝臓を休ませる」というのは親しみやすいですね。新聞の「休刊日」と同じ読みで語呂もよいのでしょう。

Gさんが取り組もうとしている週1日の休肝日ですが、維持し続けている人に私はこれまで会ったことがありません。というのも、毎日お酒を楽しんでいる人が7日目だけ我慢する、というのは至難の業だからです。

アルコールには依存性がありますが、それは精神的なレベルと肉体的なレベルの2つの段階で考えられます。近年は脳科学（正式には大脳生理学あるいは神経生理学）が発達して、脳内の詳しい働きが明らかにされつつありますが、お酒が欲しいという衝動は非常に強く、簡単には止められません。

Gさんのように毎晩飲み続けると、精神的なレベルの依存は確実に起こります。連日飲んでいる状態で1日だけ飲まないようにするのは、相当な精神力が必要です。仕事から解放されてリラックスできるはずの時間帯に、精神力を費やして我慢したがる人はいないのではないでしょうか。

また、人間は毎日、毎晩、同じことを続ける習性があり、それが習慣で、物理学でいう慣性の法則のようなものです。週の何日目でも飲む習慣に流されるのが普通で、飲まないという別の習慣に切り替えるのはエネルギーが要るのです。

会社が従業員の酒の飲み方に口を出す権利はあるのか

定期健診の直前に短期間とはいえ禁酒して、お酒の量を過少申告して、それでも肝機能検査のことをよく知らずに保健師さんに呼び出されてしまったGさん。心の中では、「ちゃんと税金まで払っているのに、何が悪いんだ？　仕事に穴を開けたわけじゃない。どうして呼び出されてまで、うるさく言われなければならないんだ？」と、不平タラタラかもしれません。

ところが、定期健診の目的として「生活習慣病等の増悪防止を図る（悪化させないようにする）」とも法律に書かれていて、実施主体である会社が従業員の生活習慣、Gさんの場合にはお酒の飲み方に口出しするのは当然のことなのです。

保健師さんから生活習慣のアドバイスを受けることを「保健指導」と呼びます。実は、会社は特に必要だと認められる従業員に保健指導を実施する努力をしなければならず、従業員はこれを受ける義務があるとする定めがあるのです（※1）。

定期健診を担当した医師あるいは会社に雇われた産業医は、そのデータを眺めて医学的な評価を行い、大まかに「問題が無い」「経過観察」「医療が必要」という3つのレベルに分けます。Gさんはこのうち、「経過観察を行うレベル」と判断されて、保健指導を通じて節酒を試みた後の再検査を勧められたわけです。

居酒屋で飲むGさんと課長。ジョッキを傾けながら健診の話が続きます。

「課長、うちは産業医が常駐しているし、私たちの健康には気を遣ってくれていることは分かるんですよ。でも、あんまりしつこいと嫌になりますよね」

「でもGくん、たかが健診といっても、気を付けないとマズいらしいよ」

「酒をですか？」

「いや、管理職の研修で聞いたのだけれど、健康状態が悪いと出勤を止められることもあるんだと」

「いや、私は大丈夫ですよ！」

「自覚症状がそれほどなくても、血圧が高過ぎるとかで治療を受けるまでの間、一時就業禁止になった社員がいるのだそうだ」

「えっ⁉　脅かさないでくださいよ、課長……」

定期健診で医師の行う3段階の判定

診断区分	保健指導	就労区分
・異常なし ・要観察 ・要医療	（要観察・要医療） ・保健指導実施 ・実施せず	・通常勤務 ・就業制限 ・要休業

定期健診でドクターストップになるケース

定期健診で「ドクターストップ」がかかることがあることをご存じでしょうか。通常、ドクターストップは格闘技、特にボクシングなどで使われる言葉です。選手がけがを負った場合、リングサイドに待機している医師が頭や顔面などをチェックして続行不能と判断すれば、試合を終了させ、負傷した選手が負けを宣告されます。

定期健診は本来、この「ドクターストップ」の要否を判断するものなのです。産業医は従業員の受けた定期健診のデータを評価して、３つに分けると説明しましたが、これは正式には「診断区分」と言います。

このうち、「要観察」か「要医療」の場合に、保健指導を行うかどうかを決めます。そして、その人の仕事や職場環境と照らし合わせて、そのまま働いてもよいか、勤務に制限を加える必要が無いかを判断しますが、これを「就労区分」と呼びます。制限などが必要な場合には会社に意見しますが、具体的な就業制限には、勤務時間や時間外労働の短縮、出張や作業負荷の制限、作業の転換、就業場所の変更、深夜勤務の減少、深夜勤務から昼間勤務への転換などがあります。

会社は産業医の意見を参考に、本人の事情もよく聞いて、管理監督者に説明した上で、これらの制限や一時的な休業を決定することになります。

例えば、上の血圧（収縮期血圧）が１８０（ｍｍＨｇ）以上、または下の血圧（拡張期血圧）が１１０以上の場合、日本高血圧学会の基準では最も高い、「Ⅲ度高血圧」と判定されます。就労中の40歳から64歳の年齢層では、脳卒中や心臓の発作で亡くなってしまう確率が、至適血圧とされる１２０未満かつ80未満の10倍近いと考えられています。

具合が悪くなって病院に運び込まれる患者さんの中には上の血圧が１９０や２００以上、下が１３０というような人が時々います。現場の産業医としての感覚では、そのまま放置してしまうと、早晩、脳出血などを起こして、緊急入院する可能性が高いかもしれないと考えます。

残業が多かったり、遠隔地や海外への出張や赴任、特に飛行機を使っての移動が多い、あるいは深夜勤務に従事している人には、血圧のさらなる変動で脳卒中を起こす心配がありま す。そのため産業医が会社に対し「治療を受けて血圧が安定するまでは就業制限をかけた方がよい」と進言するのです。

ただし、健診結果やこの就労区分を基に会社が不当解雇などをしてはならないことも法律に定められています。

また、定期健診で重病であることを産業医が把握すると、会社では重い病気を持つ人を働かせてはいけないという「病者の就業禁止」と呼ばれる定めが適用されることがあります。

このように定期健診で要医療と判定され、病院での精密検査や治療を勧められても放置していると最悪の場合、就業禁止になってしまうことがあり、注意が必要です。

働く人の半分以上は、健康診断の結果に問題がある

さて、働く人の健康状態を確認し、保健指導や医療機関への受診までフォローするはずの定期健診ですが、その効果は上がっていないと言わざるを得ない現状があります。

定期健診の血液検査を実施する健診機関や医療機関では、血糖値やコレステロール値に対して専門学会による基準に準拠して基準値が設けられています。この基準値を超えたり、外れたりしているときに異常とは言わずに「所見がある」または「有所見」と呼びます。そして、定期健診を受けた人のうち、所見がある人の割合を「有所見率」と言います。

貧血検査や肝機能検査、血中脂質検査といった血液検査が定期健診に加わったのは平成元年からで、さらに血糖検査が追加されたのは平成10年です。

厚生労働省が公表している「定期健康診断結果調」によれば、Gさんの悩まされている肝機能障害の有所見率は平成2年の8・7%から平成28年には15・0%へと2倍近く増加しています。また全ての検査のうち、1つでも何らかの異常があった人は、同じく23・6%から53・8%にまで、2倍以上に増加しています。つまり、血液検査が導入されて以降、全体としての結果は良くなるどころか、悪くなる一方であることが分かります。

定期健診を受けた人が「所見がある」と判定されるのがもはや当たり前の時代になっていますが、この有所見率の上昇にはトリックが隠されています。

少しだけ数学的なお話になりますが、人間のデータの多くは「正規分布」することが分かっています。正規分布するから、受験のときに使われる偏差値が計算できるわけですね。たくさんの人の検査データが集まると、身長や体重は正規分布しますし、血液検査の結果も数学的に処理すれば同じです。

「この線からは異常だ」という医師の共通の見解がある検査以外は、1つの検査あたり約5%が「所見あり」とするのが一般的です。偏差値で言えば70以上と30以下を加えたぐらいに該当するでしょうか。仮に12項目の検査を受けると、すべてにおいて所見が無い（正常）という確率は95％を12回掛けたもの、つまり約54％となるので、残りの約46％は所見ありとなってしまうのです。

定期健診の基準値の多くは、加齢に伴うデータの悪化を考慮していません。いまや60歳定年時代から65歳、そして70歳でも現役という時代です。しかし有所見率は年齢で補正していませんから、その上昇に高齢化が影響してくる可能性が高いのです。

職場の健康診断で、病気を抱えた人が減らない理由

定期健診を定める労働安全衛生法は、会社（事業者）の義務を定めている法律です。ですから、最低限の法的要求としてしなければならないこと、してはならないこと、そして違反した場合の罰則が定められています。

一方で、保健指導や要医療の場合の病院への受診は、Ⅲ度高血圧のような緊急性の高いもの以外は、ご本人が自由意思で対応することが多くなります。

就業制限や就業禁止が想定されるレベルでは、医療機関に受診したか、治療が進んでいるかがフォローされるでしょう。しかし突然、脳卒中や心臓発作が起きるようなレベルでなけ

れば、事実上は自己責任に委ねられることになります。働く人が集まる会社では、深刻な症状が無い人がほとんどです。ですから、健康診断を受けて、何らかの対応を促されたとしても、忙しさにかまけてそのまま放置してしまうことが少なくないのです。

そもそも、要経過観察にするのか、要医療にするのか、という判断は医師の自由裁量で、絶対的に数値化された基準があるわけではありません。産業医が会社に滞在する時間には限りがありますし、常勤の保健師さんでもそれは同じです。保健指導を行うとしても、ひどく悪い人だけを対象にするのか、中程度の人まで含めるのかは様々です。

会社には毎年、従業員の受診した健康診断の集計結果を、労働問題の警察にあたる労働基準監督署（通称、労基署）に報告する義務がありますが、その内容は次の通りです（※2）。

- 在籍労働者数と受診した労働者数
- 聴力（1000Hz・4000Hz）、胸部エックス線検査・喀痰《かくたん》検査、血圧、貧血検査、肝機能検査、血中脂質、血糖検査、尿検査（糖・蛋白）、心電図などの実施者数と有所見者数
- 所見のあった人の総数と医師の指示人数

労基署には健診の実施人数、各検査で所見のあった人の人数と総数、それから、要医療、要精密検査などの医師による指示が出た人の数を報告します。しかし保健指導を何人実施して経過観察の結果がどうなったか、精密検査や治療を何人が受けたかは確認されません。

労基署としては、会社が法的な要求に応えているかを見張るわけですから、これらの情報だけで十分かもしれません。しかしこの義務に縛られて、会社や産業医などの専門家は「定期健診を行うこと自体が目的」になっていきます。

健診を行うこと、従業員が受診すること、結果を受診者が受け取ることだけが注目され、従業員が元気になったのか、確実に生活習慣病の人が減っているのか、ということは意識されなくなってしまうのです。受診する従業員の側も、深刻な問題がある人や、気になるところがある人以外は、黙って過ぎればそれでよしという感じになりやすいものです。

その結果、毎年同じような結果を受け取るだけとなり、加齢現象も加わり、少しずつデータが悪化する人が増えていくことになるのです。

2カ月半後、健康管理室で再検査の結果を聞いて自席に戻るGさん。肩を落として、顔色が優れない様子に気が付いた課長が呼び止めます。

「Gくん、再検査の結果、ひどく悪かったのか？」

「いえ、少しだけ良くなっていましたが、ちょっと気になることを言われまして」

「どうしたんだ？」

「脂肪肝なんて少し内臓が太っているくらいだと考えていたのですが、産業医から『肝臓がんになるケースもあるから、専門医に一度診てもらうように』と勧められまして……」

「それで落ち込んでいるのか？」

「大酒飲みだった伯父が肝臓がんで亡くなったもので、急に心配になりまして」

「そうか。じゃあ今夜、飲むのはとりあえずやめておこうか……」

知っておくべき「アルコールの恐ろしさ」

肝臓がんは、過去にはB型やC型の肝炎ウイルスによる感染症が原因となるタイプが大半で、Gさんが指摘された脂肪肝の場合には肝炎などに進展する可能性はあるものの、重症な肝障害ではないとのとらえ方が一般的でした。

ところが近年、医師の間でウイルス性の肝炎が原因ではなく、脂肪肝が悪化して、肝硬変や肝臓がんまで進む、深刻な経過をたどるタイプがあることが知られるようになりました。

アルコールの過剰摂取と言いますが、１日平均純エタノール60グラム（ビールの中瓶換算で3本以上）の摂取を5年以上続けると、Gさんのように脂肪肝となります。そしてそのまま飲み続けていると1〜2割の人が激しいアルコール性の肝炎を起こし、中には亡くなる人がいます。また3〜4割の人は肝線維症から肝硬変や肝臓がんに至ります。

ちなみにそれほどお酒を飲まなくても、食べ過ぎや運動不足などによる肥満から脂肪肝になった場合、非アルコール性脂肪性肝疾患と診断されます。そのうち、1〜2割は肝炎に進展するタイプとなり、肝硬変や肝臓がんになる人が増えています。

脂肪肝は「フォアグラ」の状態に例えているうちはよいのですが、その経過が予断を許さないことは一般にはよく知られていません。さらに、アルコールによる影響は肝臓以外にも多岐にわたりますが、そうした悪影響もほとんどのビジネスパーソンはご存じないのです。

〈大量に飲酒し続けた場合に懸念される身体の病気〉

・高血圧（収縮期血圧の上昇や心拍数の増加）

- 肝臓の障害（脂肪肝、アルコール性肝炎、肝線維症、肝硬変、肝不全）
- すい臓の障害（急性・慢性すい炎、糖尿病）
- 栄養障害など（肝硬変による腹水、骨そしょう症から大腿骨頭壊死、二次的な感染症）
- 心臓の障害（心筋症・心臓の筋肉への障害から突然死を起こすことも）
- 脳の障害など（脳卒中・脳梗塞、脳出血など。その他脳萎縮、脳障害による突然死、ビタミン欠乏によるウェルニッケ脳症、肝硬変による肝性脳症）
- 腎臓の障害（糖尿病に伴う腎機能低下、腎不全となって透析導入も）
- がん（口腔がん、咽頭がん、喉頭がん、食道がん、肝臓がん、大腸がん、乳がん）

アルコールの影響について、肝臓に重きをおいて説明することや、肝臓への負担を減らすためにお酒の量を減らすことは医学的にも間違いではありません。しかしそれでは問題を単純化し過ぎているのではないでしょうか。

例えばお酒を飲んで赤くなるタイプの人は、お酒を習慣的に飲まない人に比べて食道がんの発生率が桁違いに増えます。そこにタバコが加わったり、ウイスキーをストレートで飲むような度数の高いアルコールを摂り続けると、その危険性はさらに高まります。食道がんは胸を開けて摘出する必要があり、残った部分と胃や腸とをつなぐ吻合《ふんごう》が難しいのが常です。さらに転移以外に気管や気管支などに広がりやすいので、やっかいながん種です。

現代のビジネスパーソンでお酒をたしなむ人であれば、アルコールにこれだけの害があることを知っておく必要があると思います。単純に「肝臓に悪いから、肝臓を休ませるために控えればよい」と考えてしまうことで、その他の悪影響を認識できなくなってしまうのです。

生活習慣病にシフトする健診項目

さて、定期健診の中でも、多くの人が一喜一憂する検査項目は何といっても血液検査でしょう。Ｇさんが言われたお酒以外にも、食べ過ぎや甘い物の摂り過ぎ、運動不足を気にしながら、検査結果が基準値以内に収まってほしいと願う人は少なくありません。

この血液検査は日本がバブル景気に沸いていた時代に導入されました。旧労働省が「健康増進活動」というキャッチフレーズで、健診でネガティブな所見を見つけるだけでなく、ポジティブに健康状態を測定しようというキャンペーンを行っていた頃です。

高度成長期には今に比べると、危険で有害な作業環境で働く人がたくさんいました。そのため、労災事故で亡くなる以外に、けがをする人が現在の何倍もいて、さらに作業を通じて

労働安全衛生法で定められた定期健康診断項目の変遷

<table>
<tr><th>昭和47(1972)年
労働省令</th><th>平成元(1989)年
労働省令</th><th>平成10(1998)年
労働省令</th><th>平成19(2007)年
厚生労働省令</th></tr>
<tr><td colspan="4">既往歴及び業務歴の調査 ----------→（不変）</td></tr>
<tr><td colspan="4">自覚症状及び他覚症状の有無の検査 ----------→（不変）</td></tr>
<tr><td colspan="3">身長、体重、視力及び聴力の検査 ----------→（不変）</td><td>腹囲が追加</td></tr>
<tr><td colspan="4">胸部エックス線検査及び喀痰検査 ----------→（不変）</td></tr>
<tr><td colspan="4">血圧の測定 ----------→（不変）</td></tr>
<tr><td rowspan="4">血液検査は
当初なし</td><td colspan="3">貧血検査（Hb、RBC）が追加 ----------→（不変）</td></tr>
<tr><td colspan="3">肝機能検査（GOT、GPT、γ-GTP）が追加 -----→（不変）</td></tr>
<tr><td>血中脂質検査
(TC、TG)
が追加</td><td>血中脂質検査
(HDL-C)
が追加</td><td>血中脂質
(TC→LDL-C)
に変更</td></tr>
<tr><td>血糖検査はなし</td><td colspan="2">血糖検査が追加 -------→（以降不変）</td></tr>
<tr><td colspan="4">尿検査（糖、蛋白の有無）----------→（不変）</td></tr>
<tr><td>心電図検査は
当初なし</td><td colspan="3">（安静時）心電図検査が追加 ----------→（不変）</td></tr>
</table>

（出典）労働安全衛生法に基づく定期健康診断等のあり方に関する検討会報告書（資料編）、厚生労働省、平成28年12月28日公表より筆者が改変

病気になったり、障害に苦しむ人も多かったのです。

例えば、シンナーの類は有機溶剤と呼ばれますが、大量に吸い込むと意識がなくなったり、長期では肝臓などの臓器に異常が出ます。これを有機溶剤中毒と呼び、医療機関での治療か経過観察が欠かせません。

職場環境や作業によって病気になってしまうことは「職業病」と呼ばれてきました。例えば、タクシーの運転手さんが腰痛持ちだ

と、「それは職業病ですね」と話したりすることがありますね。明らかに職業病を起こす可能性のある人には「特殊健康診断」と呼ばれる健診を実施することが会社の責任とされてきました。

そうしたハードな職業病の管理から、バブル期になって健康管理の主な課題はソフトな成人病や生活習慣病へとシフトし、そこに血液検査が加わってきたのです。ターゲットは肝機能障害や貧血、脂質異常症となり、後に糖尿病が対象として追加されます。

１人ひとりの遺伝的な傾向に個人の生活習慣が影響して生じる生活習慣病は、後に脳卒中や心臓発作を起こす動脈硬化の原因となります。バブル期に本来は個人に責任のある生活習慣病を対象とすることで、職場の健康診断のありようは大きく変わったのです。

精密検査で特に問題が無いと分かり、元気が戻ったＧさん。課長が不機嫌そうにしているのに気付いて声をかけます。

「課長、何かあったのですか？」

「いやぁ、実は俺も、血圧と肥満のダブルパンチで再検査になってね……。そしたらあの保健師が、腹囲をもう一度測ろうって言いやがって」

「課長、ずいぶん頑張ってダイエットしていたじゃないですか？」

「そしたら、『88センチでぜんぜん減っていません』だって」

「でも最近、少しスリムになられたような……」

「だろ？　だから『そんなはずがあるか！』と叱りつけて、3回測り直しさせて、84センチでけりをつけてやったよ。そもそもウエストはプライバシーだよな？」

ウエストを測るときにごまかす人々

この課長さんのように、測定してくれる保健師さんや看護師さん、臨床検査技師さんを脅かして、腹囲の測定値を小さめにごまかす人がいると、健診機関や医療機関の関係者から聞くことがあります。

この腹囲の測定は実際には平成20年から、メタボ（メタボリックシンドローム）対策に伴って定期健診に追加されることになりました。

注意していただきたいのですが、「腹囲」と「ズボンやスカートのウエストサイズ」は少し違います。腹囲はへその高さで地面と並行に外周を測定します。ウエストサイズは、肥満でなければ身体のラインで最も細いところ、前屈したときに曲がるあたりを測ったものです。課長さんのように、腹囲がズボンのサイズよりも大きいからといって、驚いたり、怒ったりする必要は無いのです。

男性は85センチ、女性は90センチが基準値で、これは内臓脂肪の断面積が１００平方センチに相当するとされています。これを超えると、高血糖や脂質異常症と高血圧の合併が増えることが、基準値となった理由です。また、腹囲の測定が動脈硬化による脳卒中や心臓発作のリスクを推定するのに役立つからだという意見もあります。

「死の四重奏」という言葉を聞いたことがあるでしょうか。平成元年（１９８９年）にアメリカで提唱された考え方で、「肥満（特に上半身）」「糖尿病」「脂質異常症（高中性脂肪）」「高血圧」の４つがある人は、心臓発作、例えば狭心症や心筋梗塞を起こしやすいことから、この状態が特に危険だというものです。

さらに、内臓脂肪の蓄積によって、脂肪細胞から分泌される「アディポサイトカイン」のバランスが崩れ、遊離脂肪酸も増えてきます。そして血糖値を下げるインスリンの働きが弱まった「インスリン抵抗性」という状態が、脂質の代謝異常、高血圧や糖尿病を引き起こすという「メタボリックシンドローム」の考え方が形づくられています。

〈メタボリックシンドローム（内臓脂肪症候群）の診断基準〉

1：必須項目：内臓脂肪（腹腔内脂肪蓄積）　腹囲（ウエスト周囲径）：男性85センチ以上
　女性90センチ以上

2：選択項目：1に加え、以下の3項目のうち2項目以上を満たすものをメタボリックシンドロームと診断する

1）血清脂質異常　トリグリセリド値（中性脂肪）150㎎／dl以上　かつ／または
　HDLコレステロール値　40㎎／dl未満

2）血圧上昇　収縮期血圧　130mmHg以上　かつ／または　拡張期血圧　85mmHg
　以上

3）高血糖　空腹時血糖　110㎎／dl以上

ところで、このメタボ対策で腹囲を測ると聞けば、「肥満症と同じじゃないか？」と思われないでしょうか。実は、少し違いがあるのです。

肥満症の基準は、体重（kg）を身長（m）で2回割った数値のBMI（ボディーマスイン

デックス、肥満指数）が25以上とされています。例えば、男性でＢＭＩが25以上でかつウエスト85センチ以上の人と、ＢＭＩが25未満でもウエスト85センチ以上の人の二通りがあります。

メタボリックシンドロームは「内臓脂肪症候群」という日本語訳の通り、脂肪細胞が質的な異常を起こしていると考えます。また肥満症はその量が異常だと考え、医師としては長期的な影響が少し違うととらえます。内臓脂肪症候群の場合には動脈硬化が進むことが問題となりますが、肥満症の場合には重い体重の影響による変形性膝関節症や気道の閉塞を伴う睡眠時無呼吸症候群まで、他にも長期的な影響が及びます。

定期健診の結果、メタボリックシンドローム、特に死の四重奏があって、脳卒中や心臓病の危険性があり、具体的な症状が無い場合、産業医などからより詳しい検査と保健指導が必要だと判断されることがあります。

その際、動脈硬化の程度と影響をより詳しく評価する二次健康診断を受け、その費用を労災保険から原則として１年に１回に限り、給付してもらう制度を利用することもできます。

営業先から戻ったＧさん、慌てて課長のところに駆け寄ります。

「N社のM部長が入院されたそうです」

「うちのプロジェクトでお世話なっているあのMさん⁉　どうして？」

「心臓発作らしいです。何でも定期健診で分かったとか……」

「痛いとか、苦しいとか無かったのかな？」

「健診の2日前から胸が痛いとおっしゃっていたそうで」

「2日も我慢していたの？　でも良かったね。健診も役に立つことがあるんだ」

「健診で病気を診てもらう」ことの危険性

課長さん、これはとんでもない話なのです。心筋梗塞の痛みはとてつもなく苦しいと言われていて、我慢できたものではありません。病院に運ばれるまでに心肺停止状態に陥るのが約半数ですから、症状が出たら一刻も早く専門的な治療を受けなくてはなりません。

心筋梗塞は心臓に血液を供給する3本の冠動脈のうち、いずれかが根元から先端までのどこかで詰まってしまった状態です。3本の根元で詰まるとそのまま心停止に陥りますし、場所によってはやっかいな不整脈が起きて心停止になってしまうこともあります。

ところが、酷い症状があるのに「健診が目前に控えているから」と、我慢して待とうとする方が実にたくさんいるのです。私も随分前に心筋梗塞を2日、我慢していた従業員をお世話した経験があります。

心電図を見てすぐに心筋梗塞だと分かったので、職場から救急車で搬送し、病院に運び込みました。車の中でその方に「よく2日も我慢できましたね」と話しかけると「左じゃなくて右の方が痛くて、心臓じゃないと思ったから」とおっしゃっていました。その方はしばらく入院した後に無事に治療を終えて、退院されて事なきを得たのですが……。

また、自宅で階段から落ちて、腰の骨を折っているのに、我慢して出社してきた方にも対応したことがありました。

定期健診はあくまでも「症状が無い人に対して行うもの」です。胸の痛みを感じたり、明らかなけががあれば、最初から正確な診断と治療ができる専門家に診てもらうべきです。これは会社の定期健診に限ったことではなく、人間ドックでも同じです。

Gさんが課長に呼びとめられ、別室に連れて行かれます。

「大変だよ、本部長が肺がんで入院だってさ」

「えっ⁉　本部長は『俺は健診で引っかかったことが無い』って、いつも自慢されていませんでしたっけ？」

「奥さんに勧められた人間ドックで分かったらしいよ」

「でも、3カ月くらい前に健診があったばかりじゃ……」

「たまたま保健師さんに会ったんで聞いてみたら、『会社の健診は肺がんの早期発見のためじゃないですよ！』だって」

「じゃあ、何のためのレントゲン検査なんでしょうね？」

胸部エックス線は、何のための検査か

定期健診を毎年受けていれば、当たり前のようにレントゲン検査、つまり胸部エックス線検査を受け続けている人がほとんどではないでしょうか。

昭和47年に労働安全衛生法が施行された当初から、胸部エックス線検査は必ず実施される検査項目であり、当時のターゲットは伝染病の結核でした。それ以前からあったツベルクリン反応の検査に、健診項目の中核として胸部エックス線検査が加わったのです。このよう

に、もともとは肺がんの早期発見を目指していたわけではないのです。

結核予防会結核研究所疫学情報センターのデータ（※3）によれば、昭和47年当時の結核の新規登録患者数は約15万人で、罹患率（かかった人の割合、人口10万人あたり）137・8人、死亡者数は1万2000人を超え、死亡率（同）は11・9人でした。これが平成27年になると新規登録患者数は2万人を下回り、罹患率は14・4人、死亡者数は1955人、死亡率は1・6人となっています。当時から、治療には抗生物質が用いられていたとはいえ、結核にかかる人は今より9・6倍、亡くなる人は7・4倍という水準でした。

結核は長期療養を必要とし、1人の患者さんから同僚たちに伝染していくために、会社でスクリーニングを行うことは働く人を守り、事業の運営を守るためにも合理性がありました。

現在でも結核は散発的に発生していて、医療機関や専門医にとって、あるいは世界的に見ても侮れない脅威であると考えられています。

定期健診で肺がんから救うのは難しい

定期健診の胸部エックス線検査は結核のチェックのために導入されたのですが、受診する人の多くはむしろ「肺がんを見つけてもらえる」と思っているのではないでしょうか。

肺がんの早期発見について、胸部エックス線検査が有効かどうか、意見の分かれるところもあります。また画像診断を担当する医師の技量にも違いがあり、複数の医師が診断を行うことが望ましいとされています。

厚生労働省による「がん予防重点健康教育及びがん検診実施のための指針」では、肺がん検診は胸部エックス線検査に加えて、50歳以上で喫煙指数（1日本数×年数）が600以上の人には、禁煙している人も含んで、がん細胞を調べる痰の検査（喀痰細胞診）を実施することになっています。

アメリカには、専門的かつ独立した立場で、がん検診を含む対策の有効性を科学的に検証し、啓発を行っている「米国予防医学専門委員会」という機関があります。このウェブサイト（※4）で各種検診の効果を検証した結果を公表していますが、肺がん検診についてはある程度の根拠があるものとして、次のような見解を出しています。

- 対象者は55歳から80歳までの人。なおかつ1日に吸うタバコの箱数×年数が30を超えている喫煙者か同レベルの喫煙歴があり禁煙して15年以内の人
- 検査法は低線量肺ＣＴ検査（※胸部エックス線検査ではないのがポイント）

・禁煙して15年以上、何らかの致命的な病気がある、あるいは根治手術を受けるつもりの無い人は除外

日本の定期健診の胸部エックス線検査では、喫煙によるハイリスク者の選別はなされません。会社の行う定期健診でもオプションとして喀痰検査が含まれていますが、こちらはがん細胞の検出のためではなく、肺結核の診断のために結核菌が検出されるか否かを確認するものになっています（※5）。

カフェテリアで食事中のGさんに、課長が話しかけます。

「どうして、ニヤニヤ笑っているんだい？」

「肺がんや結核の深刻な話の後に、つまらないことに気が付きまして」

「何に気が付いたんだい？」

「私も40歳になったんですが、健診でどうして毎年身長を測るのかなって」

「Gくんぐらい大物になると、これからまだ伸びるんじゃないの？」

「そうかもしれませんね（笑）。背が伸びたら、査定を上げていただけますか？」

大人になっても、なぜ毎年身長を測るのか

医学に「絶対」は無いのですが、Gさんの身長はおそらく（絶対に）これ以上伸びないでしょう。反対に、骨の病気や骨折によって、若干縮む可能性はゼロではありません。また、高齢になると加齢現象で身長が小さくなりますが、そのことは定期健診とはあまり関係ありません。

医師の判断があくまで前提となりますが、実は20歳以上であれば、身長の測定は省略しても構わない検査になっています。次ページの表の中で医師が必要でないと判断すれば省略してもよい検査は「△」で、必須の検査は「〇」です。

また、腹囲（ウエスト）については、妊娠中で腹囲が内臓脂肪の蓄積を反映していないと判断された女性や、ＢＭＩが20未満の人、あるいは22未満で自ら腹囲を測って提出した場合も省略可能とされています。

胸部エックス線検査は結核菌を調べる喀痰検査と同じく、学校、病院、診療所、助産所、介護老人保健施設などで働く人を除いて、40歳未満の5歳きざみ以外の年齢では医師の判断で省略ができます。また、喀痰検査は胸部エックス線検査によって病変が無いか、結核発病

年齢別の定期健康診断などの項目

	雇入時健康診断	定期健康診断									
		20歳未満	20歳	21～24歳	25歳	26～29歳	30歳	31～34歳	35歳	36～39歳	40歳以上
既往歴及び業務歴の調査	○	○	○	○	○	○	○	○	○	○	○
自覚症状・他覚症状の有無の検査											
体重、視力、聴力の検査											
血圧の測定											
身長の検査	○	○	△	△	△	△	△	△	△	△	△
腹囲の検査	○	△	△	△	△	△	△	△	○	△	○
胸部エックス線検査	○	△	○	△	○	△	○	△	○	△	○
喀痰検査	－										
尿検査（尿糖、尿蛋白）	○	○	○	○	○	○	○	○	○	○	○
肝機能検査	○	△	△	△	△	△	△	△	○	△	○
血中脂質検査											
血糖検査											
貧血検査											
心電図検査											

（出典）「労働安全衛生法に基づく定期健康診断等のあり方に関する検討会報告書（資料編）、厚生労働省より引用・改変

のおそれが無いと医師が診断した場合にも省略可能です。血液検査と心電図も35歳と40歳以上を除いて、医師の判断で省略することもできます。

なお、前ページの左端の「雇入時健康診断」は常時雇用の従業員を雇い入れた後に実施する健康診断で、その項目は一般定期健診に準じた内容になっています。

Gさんがどうしても嫌ならば、身長を測るのを止めてもらうように産業医に相談できます。また、課長もがんばってダイエットに成功した上で、自分で測定値を伝えれば、ウエスト周りの測定を免除してもらうことも不可能ではありません。ただし、ダイエットに成功してすっきりとしたお腹になれば、逆に「きちんと測ってほしい！」と保健師さんに訴えるかもしれませんが。

「エビデンス」が希薄な日本の定期健診

熱や痛み、吐き気や腹痛、下痢といった何らかの症状やけがで病院やクリニックを訪れたとき、医師から受ける検査や診断、そして薬や処置は有効だと科学的に証明されたものであってほしいと思いませんか。

「それは当然のこと」と考えるのが普通だと思いますが、実は定期健診で行われている検査項目は、厳密な意味で科学的な検証が行われた後に導入されたわけではありません。また、純粋な病気の予防としては定量的な効果が明らかでないものが少なくないのです。

現代の医学では「エビデンス」という英単語を使って、ある検査や治療を医師が選択する際に、その科学的な根拠を求めるようになっています。例えば、高血圧の患者さんに対して、高血圧の原因や他の臓器の状態などを考慮しながら、確率的に最善の選択をします。確率的にというのは、1人ひとりの患者さんに対して、個別にカスタマイズした上で選ぶところまで、科学的に完全な情報が無いところがあるからです。

では、健康診断のエビデンスとは何でしょうか？　例えば、その検査をすることで、特定の病気になる人が減ったり、重症の人や亡くなる人が減少して、同時に医療費が少なくて済むことが科学的な研究や調査で証明されていることでしょう。

こうした意味でのエビデンスが希薄なところが、日本の定期健診の課題です。平成元年に血液検査の導入が決まった際にも、事前にその効果の検証を経てから、という流れにはなりませんでした。ちなみに後章で解説するストレスチェックも、効果の検証が行われないまま、いわば見切り発車になりました。

米国で「確実に効果がある」と推奨される検査

日本で行われている定期健診の項目で、先ほど紹介した米国予防医学専門委員会によって確実に効果があると推奨されているのは、「血圧」「肥満度測定」「血中脂質検査」「血糖検査」くらいです。

同委員会は就業制限や就業禁止の要否を判定するという日本の定期健診の位置づけとは違い、純粋に予防医学や臨床医療の観点での評価を行っているという違いがあります。また、日本と米国は医療の仕組みや健康保険制度も異なっていますから、単純に良し悪しを論じることはできません。

ただ日本では、過去の病気やけがにあたる既往歴や業務歴、自覚症状や他覚症状（医師などが客観的に確認する症状）を一律に確認し、医師が省略の判断をしない限り各検査を実施します。ですから、受ける人にはメリットの無い検査が含まれている可能性があります。

対照的に、同委員会の勧告は、まずリスクが高い人を抽出して、「確実な治療に結びつけることで特定の病気の死亡が減り、障害が軽くなるか」「スクリーニング検査などが有害でないか」「受けた人にメリットがあると確認できるか」という考え方で検証されています。

厚生労働省も平成20年に検査項目の「総コレステロール値」をより効果的な「LDLコレステロール」へ変更するなど、その時々の医学的な知見を反映しようとはしています。しかしこれらを導入した結果、その数年後に対象とする病気がどうなったのかという検証やその結果は、平成28年末に公表された「労働安全衛生法に基づく定期健康診断等のあり方に関する検討会報告書」でも触れられてはいません。

22時を過ぎて取引先との懇親会を終え、家路につく課長とGさん。課長が愚痴をこぼし始めます。

「なあ、Gくん。俺は足の親指がものすごく痛いわけ」

「大丈夫ですか？　痛風持ちでしたものね」

「いくら控えろと言われても、X社のY役員に注がれたビールは飲まなきゃ」

「そうですね。Yさんと課長は仲良しですものね」

「お互い働き者で、いつでも睡眠不足。いわば戦友みたいなものなんだよな」

「だから余計に分かり合えるんですね」

「焼き鳥も大好きだけどさ、俺の痛風って接待のせいだと思わないか？」

「営業の仕事のせいですよね、課長。過労死しないでください！」
「う、うん。ありがとう」

働き者ほど、メタボになりやすい⁉

課長さんの嘆きに通じる、「作業関連疾患」という考え方を、約40年前からＷＨＯ（世界保健機関）が提唱しています。

職場の有害な作業や環境だけで発病に直結する職業病と区別して「作業関連疾患には複数の原因があり、職場環境因子がそれ以外のリスクと合わさって影響し、発病につながる」と考えられています。

ちなみに尿酸の高い状態は「高尿酸血症」と呼ばれ、その高い状態や変動によって関節炎を起こします。その影響で足指や膝の関節炎である「痛風発作」を引き起こし、長期的な影響として腎臓の障害にまで至り、並行して動脈硬化が進行することがあります。尿酸値は定期健診における必須項目ではありませんが、しばしば腎機能を測る血中クレアチニンという検査と共に測定されている検査項目です。

課長さんの痛風発作への嘆きを作業関連疾患としての因子に当てはめると、次のようになります。

- 職場要因：残業、営業（接待）、ストレス
- 他の要因：遺伝傾向、過食、飲酒、肥満

このように簡単に分析してみると、「営業の仕事によって高尿酸血症が続いているうちに痛風発作を起こすようになった」と課長さんが申し立てても間違いではなさそうです。また、高尿酸血症は高血圧や脂質異常症との合併が見られますが、糖尿の傾向は少ないという説もあります。いずれにしてもいわゆるメタボとオーバーラップする関係にあると言えます。

定期健診のターゲットは結核を除き、基本的に動脈硬化による脳卒中や心臓病です。その動脈硬化をあたかも助長するかのように、真面目に働く人の暮らしは肥満からメタボになりやすいことばかりです。例えば、普通に暮らしていれば、食べ過ぎ、飲み過ぎになることは必定です。忙しい人ほど、通勤以外に運動する時間をとるのは難しいのです。

メタボと言われる人を見ていて、「自己管理ができていない」と断じることは人間を平面

的に見過ぎていると思います。より立体的に見るならば、メタボの人は欲求に忠実に「明るい消費者」という側面があります。食べ過ぎなら食材を、飲み過ぎならアルコールを、甘い物好きならスイーツを大量に消費して、経済活動には貢献しているのですから。

睡眠不足というと、以前はやせるイメージもありましたが、現在では肥満やメタボに拍車をかけることが分かっています。働き方改革で残業を減らそうという動きがありますが、働きものほどメタボになりやすいというのも間違いではないでしょう。

また作業関連疾患の最たるものが「過労死」です。通常のメタボによる動脈硬化が異常に進み、突然死に至ったことを、社会的な意味も含めて、過労死と呼んでいます。ちなみに突然死は、医学的には瞬間的に病に倒れて死亡してしまうケースだけでなく、発病後24時間以内に亡くなるケースのことも指します。

過労死の原因となる動脈硬化は遺伝的な素因もありますし、好ましくない生活習慣が関係している面もあります。後述しますが、その状態が過重な労働によって、急激に進んで、脳卒中や心臓発作を起こしたものと解釈するのです。

納得のいく健康診断のとらえ方とは

ここまで健診の効果への疑問を示してきましたが、冷静かつ客観的に考えると、次のようなメリットもあります。

- 定期健診の費用はタダである。その時間分の給与は会社が支払うことが望ましいとされている（有害な作業に対する特殊健康診断の場合は、会社が必ず支払う）
- 一年に一回は自動的に呼び出しがかかり、特に意識してなくても様々な検査を受けることができる
- 希望すれば、結果に対して医師や保健師の説明を聞くことができる

人間ドックのように自分で予約する必要はなく、スケジュールに従って受診して、結果をわざわざ聞きにいかなくても勝手に通知してくれるのが会社の定期健康診断ですね。

また、検査としての妥当性については先に述べましたが、主体的に考えれば、次の3つのメリットがあることが分かります。

①スクリーニング：治る見込みが高い段階で、一部の病気を早期に発見できる
②モニタリング：生活習慣の良否や変動、軽症の生活習慣病などが悪化しないか、治療が必要でないかを経過観察できる
③ストレージ（保管）：毎年、受けていく結果を蓄積し続けることができる

自覚症状が無い段階でのスクリーニング効果はやや乏しいかもしれませんが、無料ならOKと考えて、早めの対処のために健康診断を受けましょう。

そして、「定期健診の主たる対象は動脈硬化だけである」と割り切ることです。第2章で詳しく触れますが、現代の働く人を悩ませるがんは基本的に定期健診の対象ではありません。現代は65歳から70歳まで働くことを求められるようになっていますが、その年代の健康問題は動脈硬化以外にがんがあります。しかし、ここでは割り切りが大切です。

また、健診の結果を良い悪い、つまり「シロ」や「クロ」ではとらえないことです。身体は毎日、毎週、毎月、季節ごと、そして毎年変化していきます。定期健診の結果が通知されたら、何かが悪化していないか、例えば基準値以内でも（所見があるという指摘がなくと

も)、その変化を見守っていきましょう。これがモニタリングです。

働き始めたら、また気が付いたときからでも遅くないので、自分のためになるべく長く健診のデータを保管していきましょう。会社の定期健診結果の保管義務は5年間までとなっています。将来、転職した場合には、転職前の健診データを転職後の企業などが受け継ぐ義務はありません。

なお転職した場合には健診機関や医療機関、血液などの検体を取り扱う検査機関が変わります。その前後で基準値が変わることもありますから、注意が必要です。

生活習慣病は、「ドミノ倒し」?

さて、定期健診では動脈硬化のレベルを直接的に測定しているのではなく、その可能性を高めるリスクを測っているに過ぎません。リスクを避けるために「食べ過ぎ、飲み過ぎ、運動不足に注意」ということになります。そこに時間軸を入れ、元には戻れないことを象徴的にドミノ倒しで説明することができます。これを「メタボリックドミノ」と呼びますが、それは次のようになります。

食べ過ぎ、飲み過ぎ、運動不足、睡眠不足などの好ましくない生活習慣があり、そこで年齢的な変化が加わって肥満（特に内臓脂肪の過剰蓄積）が生じます。「糖尿の傾向がある」と言われて気にしている方は少なくないと思いますが、成人になってから糖尿の傾向が出ている人は、先に説明したように、すい臓から分泌されるホルモンの一種のインスリンが効かない「インスリン抵抗性」という状態になっています。

ちなみになぜ血糖値を下げるホルモンがインスリンだけかというと、現代人類あるいはその祖先の時代から「ずっと餓えてきた」からだと考えられています。

最近でこそ高めの血糖は好まれませんが、もともと人体、特に脳は大量のブドウ糖（グルコース）を必要とします。もし低血糖が続けば脳が働かず、生存競争に負けて死を迎えることになります。ですから、血糖を上げるホルモンを人体はいくつも備えているのです。人類の長い歴史で餓えを免れているのは、ここ2世代くらいのつい最近の話です。太古の昔から血糖値を下げる働きのあるインスリンは、まれにたらふく食べることができたときには、それを体内に蓄えるために機能してきたのです。

食べ過ぎや飲み過ぎ、運動不足でインスリンをいつも使っていると、すい臓から分泌されるインスリンの量が増えるのに、その効き（感受性と呼びます）が弱まっていきます。こうしてできてしまったインスリン抵抗性は運動することで改善することがありますが、自然な

メタボリックドミノ～悪い生活習慣で起きるドミノ倒し

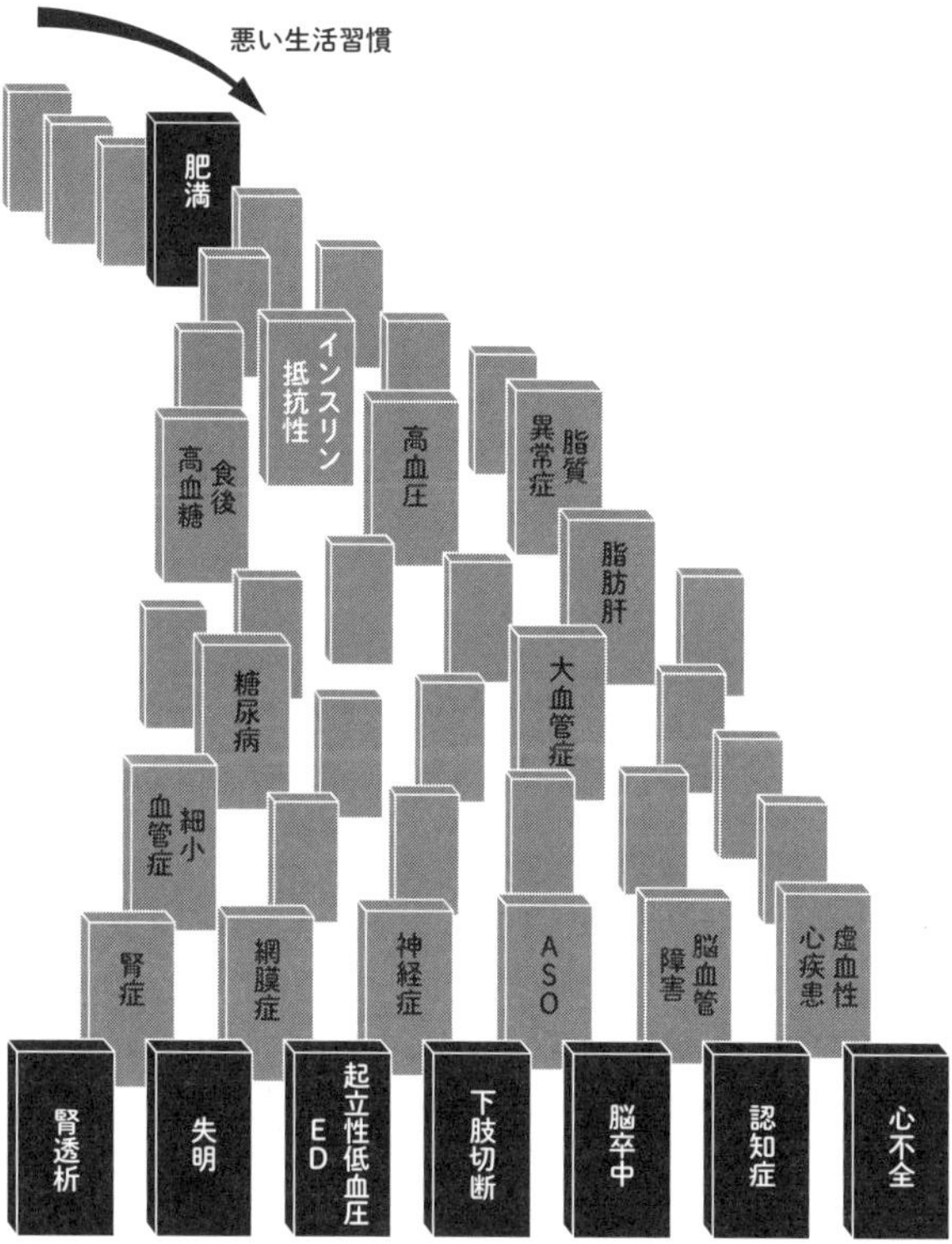

経過として、その後は高血糖、高血圧、脂質異常症を起こしていきます。

そして、糖尿病になると細い血管にダメージが続きます。これは「ミクロアンギオパチー」と呼ばれ、腎臓の障害、目のセンサーである網膜の障害、手足の神経の障害を起こしていきます。さらに進行すると、腎不全から腎透析が必要になりますし、視力を失い失明してしまうこともあります。手足の組織の一部が死んでしまう状態になり、切断しなければならないこともあります。

また、高血圧や脂質異常症はより太い動脈に影響を与え、これを「マクロアンギオパチー」と言います。例えば、四肢の太い動脈が詰まってしまうと閉塞性動脈硬化症（ＡＳＯ）によって歩行障害を起こします。心臓や脳の動脈が詰まれば、心臓発作や脳卒中になってしまいます。大きな動脈の狭窄や閉塞で心臓や脳への影響が深刻になると、心不全や手足の麻痺、言語障害、認知症を起こしてしまいます。

どちらの経路でも死を迎える前に、障害に苦しむ状態になりうるというのが、このドミノ倒しの最終像なのです。

倒れ続けるドミノを止める方法

倒れてしまったドミノを元通りに立て直してくれる治療法はありません。インスリンを分泌する細胞を移植するなどの研究が行われているようですが、実用化はまだこれからです。

このメタボリックドミノの流れを簡単にまとめると、次の６つの段階になります。

①不適切な生活習慣が始まり、続く
②肥満（内臓肥満）になる
③生活習慣病になる（糖尿病、高血圧、脂質異常症）
④血管へのダメージが進む（が、無症状）
⑤大病する（その結果、深刻な症状あり）
⑥障害が出て、最終的に死に至る

定期健診はドミノ倒しのモニタリングにも使えるメリットがあるのです。定期健診の結果を毎年見ながら、自分がこの６つの段階のどこにいるか、⑤や⑥に近づいていないかを確認することができます。ですから、ストレージ（蓄積）することに意味があるのです。従って毎回の結果を「シロ」や「クロ」でとらえてはダメなわけです。

ちなみに定期健診の経年データがデジタル化されている環境であれば、自分で閲覧できる場合もあります。特定の健診機関や医療機関でずっと健康診断を受けているのであれば、過去からのデータを入手できないか、人事部門や健康管理部門に問い合わせてみるとよいでしょう。

①の段階は問診票に回答した記録から判断できるはずです。②は体重や腹囲の経過を見ればよいと思います。この段階にとどまっているなら、食べ過ぎや飲み過ぎ、運動不足といった心当たりがあれば、データの悪化がなくともその是正に早く取り組むことです。ドミノ倒しがそれ以上進まないようにできるからです。

また③が分かったら、内科のかかりつけ医をつくることをお勧めします。できれば総合内科専門医や将来的には総合診療専門医の資格を持つ医師がよいと思います。

自宅の近くや会社の近くで利便性高く通うことができるクリニックを探しましょう。間違っても③の状態を放っておいてはいけません。動脈硬化や血管へのダメージによって本格的な症状が出てきてからでは、間に合わないからです。そうして④の無症状の時期を有意義に過ごすことを目指しましょう。

退職までに障害を負い、就労を続けられない、あるいは退職後に障害を負って不自由を強いられる生活を送る確率を減らす、あるいはそうしたつらい時期を迎えるのを先延ばししようと考えるのがよいと思います。

もし糖尿病や高血圧、脂質異常症に対して内服治療が始まったら、定期的な検査をしっかり受けつつ、ドミノが倒れていくスピードをゆっくりにするという発想を持ちましょう。現在では幸いにして、エビデンスに基づく内科的な治療が受けられるようになっています。

もちろん、適切な食事や運動、節酒は時によい治療薬並みに効果があります。我々の遺伝子は太古の昔とそれほど変わっていません。食べ過ぎず、身体を動かし、酒も控えるというのは、太古の昔の暮らしに近づくことだとイメージします。そうした努力とそれによって形づくられる習慣は必ず、定期健診の結果として現れてきます。シロかクロかといった「点」ではなく、その経過を「線」で眺めていくのがよいのです。

第　2　章

職場でなぜがん検診が受けられないのか

社内で開催された健康教育を受講した課長がGさんに話しかけます。

「講師が産業医だったんだけど、ちょっと意外な質問をしてきたよ。ある日、親切な死神がやってきて、『あなたの寿命が尽きかけている。でもあなたは誠実に生きてきた。だから、せめてあなたに死因を選ばせてあげよう。がん、脳卒中、心臓発作の３つのうち、どれを選ぶ？』と言ったらどうしますか？」

「えっ⁉　考えたこともないですよ。でもとりあえず、がんは嫌ですね」

「俺も同感だ。いきなり脳卒中で意識がなくなって、苦しまないのがいいな」

「課長、いや死神様。私もそれでお願いします！」

がんで死ぬのは、嫌ですか？

この質問は、日ごろお引き受けしている研修や講演に参加した方々に、日常を離れた環境で健康について振り返っていただくために、真面目に尋ねているものです。

多少のばらつきはありますが、一番人気があるのは脳卒中で７～８割の人が選びます。２番目が心臓発作で１～２割。一番不人気なのはがんで、参加者30名程度のうち１人か２人が手を挙げる程度です。ちなみに死神が言った「がん」「脳卒中」「心臓発作」の3つは日本における三大死因です。

がんを嫌がる人が多いのは、死のイメージが未だに抜けず、長く苦しむことを恐れるからだと思います。ちなみに一番人気の脳卒中を選んだ理由は、「一瞬で楽になれる気がする。心臓発作は最後まで意識がありそうで怖いから」と答えてくれる方が少なくありません。

脳卒中は医学的に「脳血管障害」と呼ばれ、脳の内部の血管が詰まる脳梗塞、その血管が破れる脳出血、脳の下の方にある血管にできた袋が破れるくも膜下出血があります。幸い生活習慣改善や最近の治療医学の進歩によって、脳血管障害で亡くなる方は減少しています。ですから「ポックリ」というイメージのようにはいかなくなっているのです。

脳血管障害では、人間の知識や知性を司る脳の大切な部分が損傷されることがあり、無事に退院し、職場復帰できても、発病前にこなせていた高度な作業ができなくなることがあります。きちんと話すことができず、手足が不自由になるだけでなく、大切な楽しみを奪われてしまう人もいます。仕事や日常生活に戻ることができず、三大死因に並ぶほど亡くなる人が多い肺炎を併発したりして、長く苦しむ人が少なくありません。

また、ここで尋ねた心臓発作とは、第1章で説明したように冠動脈の閉塞によって起きる心筋梗塞という病気を想定しています。心筋梗塞のときに感じる胸や背中の痛みは強烈で、病院に搬送される前に半数が心肺停止となることに触れましたが、救命された後でも日常生活が阻害されるほどの心不全が後遺症として残ることがあります。そのために長く息苦しさに耐えていくことになるかもしれません。

一方で、がんの治療技術もめざましい勢いで進歩を続けています。もしも救命が難しくても、緩和ケアといって痛みや苦痛を和らげて終末期を良好に保つ方法も発達してきています。がんでは最後まで意識が保たれることが多く、残された時間を使って、今流行の終活を完了できる余地もあります。

長生きとがんは切り離せない

とはいっても、がんと告知されて「覚悟していました」と冷静に受け止められる人はほとんどいないでしょう。呆然とするか、取り乱すか、それこそが人間らしい反応だろうと思います。

ここで、がんについて少し違った見方をご紹介してみましょう。主要ないくつかのがんでは、脳血管障害や心筋梗塞よりも早期発見の検診手法が確立されています。がん検診という言葉はよく知られていますが、脳卒中検診や心臓発作（心筋梗塞）検診は聞き慣れないかもしれません。前者は脳ドック、後者は心臓ドックと言ったりしますね。

がん検診では誰しもが問題無いという結果を待ち望むでしょう。しかし、そうした姿勢では、がんという重要な課題への対応を残念なものにしてしまいます。

例えば、がん検診で「異常なし」という結果を受け取って「シロだった。自分にがんはなかった」ととらえるのは適切ではありません。

まず知っておかなくてはいけないのは、「がんの多くは老化によるもの」ということです。人類の長い歴史の中では、長寿を誇る日本ですが、長生きすればするほどがんにかかる可能性が高くなります。人類の長い歴史の中では、栄養失調に陥らずに、またけがや結核などの感染症で若くして命を落とさず、中高年層まで暮らしていくのは稀なことでした。言い方を換えれば、がんになるところではなかったわけです。

高齢労働が一般的になり、多くの現役世代が近い将来には70歳まで働くことを求められる時代になっています。そのため、働いているうちにがんだと分かる可能性は低くありません。

例えば60歳の時点でがんが無いと分かっている男性が、70歳までにがんだと診断される確率は15％程度と考えられます。

還暦から古希を迎える10年間をイメージして、20人いた男子のクラスメイトのうち3人はがんになるとしたら、どう思われるでしょうか。そして一生のスパンで考えると、がんにかかる確率は男性で62％、女性は46％、がんで亡くなる確率は男性25％、女性16％であることが分かっています。がんを患うということは、長生きすればむしろ普通のことなのです。そうすると嫌だとか怖いとか言っていられなくなりますね（※6）。

課長が受けた健康教育の話題が続きます。

「それに、こんな話もあったんだ」

「死神が『願い通りに脳卒中でなるべく楽にしてやろう』と言ってくれる。けれども続けて『しかし、お前の身体の中にはがんの芽がすでにたくさんある。そのことは覚悟しておけ』と告げられる」

「これ以上脅かさないでください。私、ホラーは苦手なんです……」

「でも、がん細胞は誰でも持っているのは本当なんだって」

「何だか具合が悪くなってきました……。保健師さんのところに行ってきます」

誰しもが“がん細胞”を持っている！

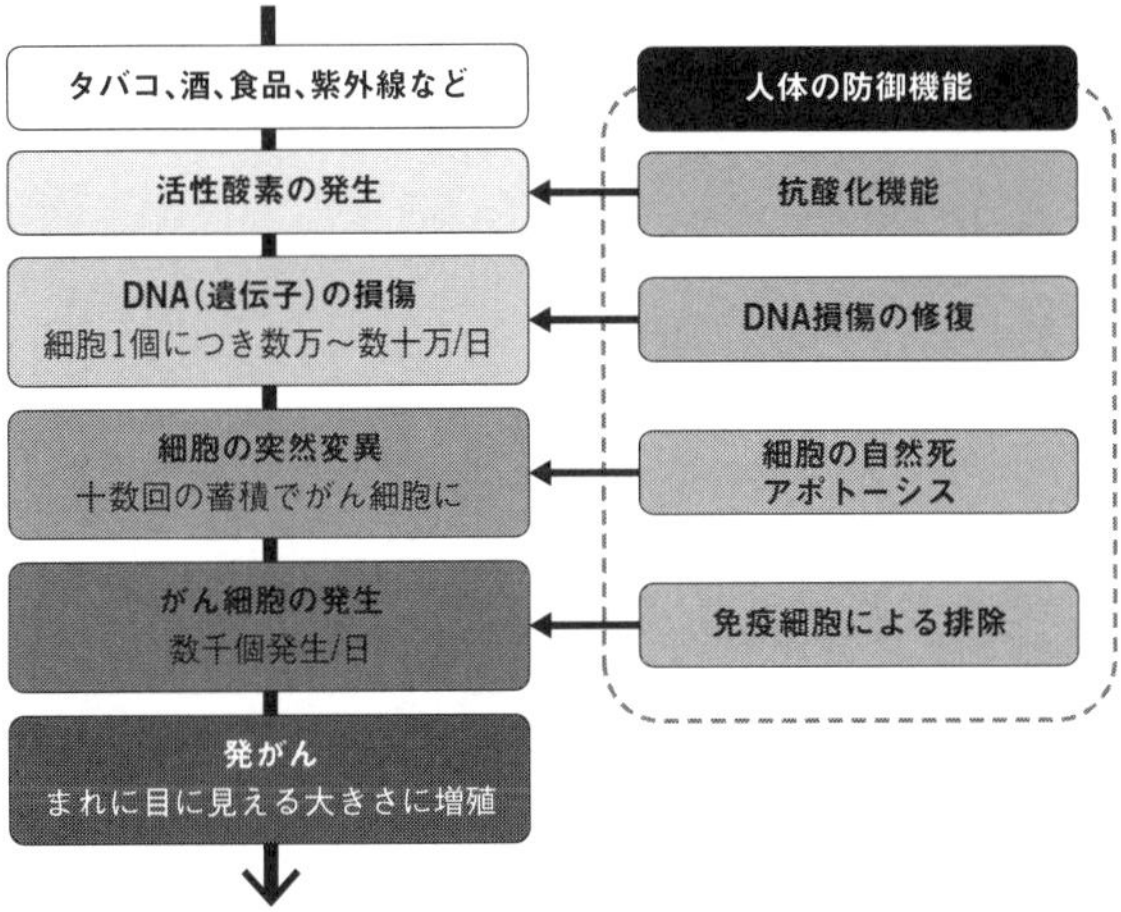

誰もががん細胞を持っている

いいえ、Gさん。そのお話は本当です。理科や生物の授業で習ったことがあるかと思いますが、生き物には「細胞」という最小ユニットがあり、人体は70兆個の細胞で形づくられているとも言われます。

この70兆個の細胞のほとんどは、生命を保つために常に分裂し、その度に遺伝子をコピーしていきます。その最中にタバコやお酒、食品や紫外線の影響により、有害な酸素が発生します。すると遺伝子情報が傷つき、正確であるはずのコピーの度にランダムに「写し間違い」が起きます。それが重なると細胞の突然変異が起きます。人類を含めて進化はその突然変異のおかげだとする説がありますが、1人ひとりの寿命の中で考えてみれば、生命の維持に協調できない「がん細胞」が生まれてくるという不都合が起きます。

一説によると、その数は毎日3000〜5000個あると考えられています。つまり、科学的な事実として「がん細胞を持たない人はいない」ということです。ただご安心下さい。がん細胞がたとえ数千個あったとしても、命に別状はありません。というのも、人体には様々な防御機構があり、ほとんどのがん細胞は、免疫系によって排除されてしまうからです。

ごく稀に、その免疫の攻撃をかいくぐって生き残るがん細胞が出てきますが、がん細胞1つの大きさは1ミリの100分の1程度に過ぎません。それだけでは人体の生命活動には影響がありません。やがて、分裂を繰り返し、例えば10年とか15年という期間を経て、5ミリとか1センチという、目に見える大きさに育つと考えられています。これくらいの大きさになっても生命や生活に影響が出ることはあまりありません。ただしがんの発生した臓器によって、あるいは場所によって、症状が見られることもあります。

その後、本人の気が付かないうちにがんは徐々に大きくなり、その臓器の膜を突きやぶるほど広がっていきます。また、血管やリンパ管を通して離れた臓器にも飛んでいき、そこでも増殖し始めます。前者を「浸潤」、後者を「転移」と呼びます。

大きく育ったがんを取り除くために、手術でお腹や胸を開いて、臓器の一部を取り出すことになります。このときのダメージを医師は「侵襲《しんしゅう》」と表現します。言い換えれば、けがの程度のことで、手術は人工的なけがを伴うものなのです。大きな手術は大けがですから、そこから回復するには時間と継続的な観察、そして回復を助ける治療が欠かせません。つまり医療の現場では手術後の管理が非常に大事なのです。だとすれば、早めに見つけてこの侵襲を小さくとどめることが重要であると分かりますね。

がん検診を受けるべきタイミング

がんが進行すると、浸潤や転移によって特定の臓器の機能が損なわれていきます。脳や脊髄神経に転移した細胞が浸潤すれば、麻痺などの直接的な症状が出ることもあります。しかし、がんで亡くなる患者さんの多くは、最終的にがんそのものではなく、何らかの臓器不全か、付随する感染症、臓器出血などによって命を落とすことになります。

非常に高齢になって亡くなった方を死後に調べると、体内にがんが見つかることは珍しくありません。これを潜在的ながんと言うわけですが、それが死因になったわけでもなく、ご

ある種の大腸がんの進行（※【　】内は遺伝子変異の名称）

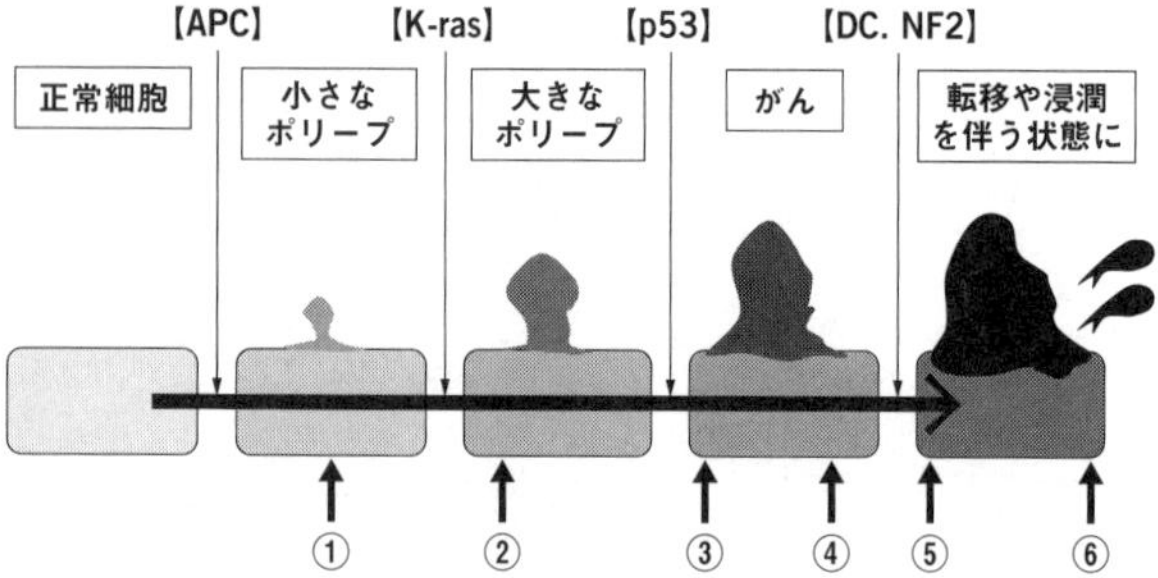

本人はその存在すらも知りません。生前に症状に悩まされることがなければ、がんが体内にあっても問題は無いわけです。

さて、今度はがん細胞が育っていくプロセスを、ある種の大腸がんが進行していく様子から見てみましょう。

仮に胃カメラや大腸ファイバーで問題がなかったと言われても、それは目に見える大きさのがんやポリープは無い、ということでしかありません。1ミリや2ミリというのは、発生して数年から10年以上経っていることもあり、がんとしては中堅クラスといったところです。ところが内視鏡のモニター画面で拡大してみても、図の①の段階のように1ミリや2ミリでは、肉眼で観察する医師には見つけられないかもしれません。見つからなかったから「シロ」というのはぬか喜びかもしれないのです。

一方で⑤や⑥では、症状が出てから治療を受けることになります。診断がつく頃にはがんが進行しているケースが多いです。その痛み、不快感の背景には、浸潤や転移が起きている可能性が高いのです。がんそのものが大きく育っているからこそ症状が出ているので、その分、早期の場合より後の経過が厳しくなります。

検診を受けないままだと、がんは毎年、成長して大きくなります。ある時点で3ミリだったものが1年後には1センチに育っているかもしれません。症状が無くとも②や③のレベルなら、例えば大腸ファイバーで見つけてもらえます。④で明らかながんになっていても、早期がんである可能性が非常に高いので、それを手術で切り取ってしまえばよいわけです。しかし、そのまま放っておくと例えば2年後には3センチ大になり、⑥の段階まで進んでしまい、完全な進行がんになっているかもしれません。

このように、がんが身体の中に育ちつつあるかもしれないことを前提に、それが進行する前に見つけるという戦略を立てるのが適切です。検診の結果を「シロ」か「クロ」かで考えるのでなく、我々の身体のどこかにがんがいると想定しながら対処していくのが、がんとの正しい付き合い方なのです。

騒ぐのをやめたGさんが、しんみりと課長に話しかけます。

「肝臓がんで亡くなった伯父のところの伯母が去年、大腸がんで亡くなりまして」
「そうだったのか」
「検診を受けさせておけばよかったって、お葬式で従姉妹がひどく泣いていたことを思い出しました……」
「それはお気の毒だったなぁ」
「それで思ったのですが、社内の定期健診では、なぜがん検診をやってくれないんでしょう」

職場でがん検診が行われない理由

がんの問題がそれほど一般的であるなら、「職場の定期健診と同時に実施してくれればよいのに」と思いませんか?

職場で受けることが義務付けられている定期健診が着目しているのは、あくまで動脈硬化による脳卒中や心臓発作、そして結核です。実際には、画像診断や細胞の検査以外に、がんを直接検出できる健診レベルの検査項目は皆無に等しいのが現状です。もしも「いや、うちの会社はやってくれている」と言う方がいれば、それはとても恵まれた人です。ほとんどの人は、がん検診を自分で受けにいかなくてはならないのです。

ただ、定期健診はがんの発見に全く役に立たないわけではなく、以下のように偶発的にがんだと診断されるケースもあります。

- 貧血が分かり、精密検査をかねて受診した消化器内科で消化管からの出血が無いか調べたら、胃がんが見つかった
- 胸部レントゲン検査を受けたら、気管支が曲がっていると言われて、精密検査の結果、縦隔腫瘍が見つかった
- 尿検査と血液検査に異常があり、精密検査を受けに行ったら、腎臓にがんが見つかった

いずれも、がんによる影響が偶然に定期健診の所見として検出され、精密検査を受けた結果、発見されたケースです。

血液のがんと言える白血病やその前段階の状態も見つかることがありますが、いずれにしても、定期健診でがんが見つかるというのは、あくまで例外的なケースです。

先に紹介した「労働安全衛生法に基づく定期健康診断等のあり方に関する検討会報告書」の中では、会社に対するがん検診の義務化は残念ながらスルーされています。

また平成30年の夏ごろをめどとして、職域におけるがん検診に関するガイドライン策定のために、厚生労働省で有識者会議（※7）が開催されています。この中でも、事業者が定期健診と同じ扱いでがん検診を義務化することは、主に議論する話題としては取り上げられていません。

もともとは職場の定期健診は旧労働省、自治体で行われるがん検診は地域で提供される健康診査と同じように、旧厚生省の管轄であったことが現実的な背景として考えられます。

健康保険組合から時々案内があると思いますが、がん検診の実施は健康保険組合が提供しているか、あるいは自治体が主体です。そのため会社が義務として行うものではない、という暗黙の了解があるのです。

さらに、うつ病などのメンタルヘルス不調と同じで、がんだと分かっても、雇用や処遇の不利益を心配して、職場には隠しておきたい人もいます。ということは、早期発見できても生活習慣病のように内科に通院すればとりあえずよい、ということにはなりません。

また、定期健診のために負担する会社側の費用は、医療機関や健診機関ごとの差や年齢による項目の違いなどがありますが、１人あたり1万円前後です。

一方でがん検診となると、肺がんのスクリーニングを意図したＣＴ検査だけでも１人１万円程度、必要になります。これに胃がんや大腸がん、女性を対象に乳がん、子宮がんと対象とするがん種を増やせば、会社は従業員１人あたり数万円の負担を毎年あるいは隔年で強いられることになります。これまでの定期健診に加えていきなりがん検診の費用や相当する人件費の負担を要求されたら、抵抗する経営者も少なくないでしょう。また、定期健診よりも時間がかかることが多く、社内の施設を使うこともできず、健診車が巡回してきて簡単に終わり、というわけにはいきません。

基本的に定期健診は就労区分を経て就業上の措置を行うことと、保健指導などを通じて脳卒中や心臓発作などの深刻な病を防止するものであると行政と専門家が考えている点も無視できません。生活習慣病やメタボリック症候群が定期健診で明らかになり、産業医がクリニックや病院を紹介するのも、動脈硬化による脳卒中や心臓発作を防止するという大義名分があるからです。がんを早期発見する役割や責任は趣旨が違うから、会社には課すことができないことになります。

日ごろ、がん細胞は誰しもが持っていると説明した上で、適当な大きさのうちに切除ができるようにがん検診を受けることを私はお勧めしています。けれども、どうしても受けたくない人もいるでしょうし、「シロ」か「クロ」でしか、がん検診を考えられない人にとっては毎年、会社から強制されるのは苦痛で仕方がないことかもしれません。

このような背景があって、これまでがん検診は会社側の義務としては行われてこなかったのです。

何歳になったら、どのがん検診を受けるか

実際に受けるとなると、各々のがんについて、どのような検診を選べばよいのでしょうか。ここで公共団体が提供する「対策型がん検診」として行われている標準的な内容を紹介します。これらは、集団に対する効果と実用性があると考えられているものです。

一方で、先に紹介した「米国予防医学専門委員会」では、人種差や医療制度、習慣の違いも考慮しなければなりませんが、胃がん検診は記載がありません。子宮頸がん検診は21歳から65歳までは細胞診検査、30歳から65歳はリスクとなるHPVウイルス検査との組み合わせを推奨しています。第1章で紹介したように、肺がんのスクリーニングとして胸部レントゲン検査は勧められていません。乳がん検診ではマンモグラフィーを推奨するのは50歳以上75

標準的ながん検診

がんの種類	方式	対象者の年齢	性別と検査内容
胃がん	集団	35歳以上	問診、胃部エックス線検査
	個別	40～49歳	問診、胃部エックス線検査
		50歳以上	問診と胃部エックス線検査または胃内視鏡検査
子宮頸がん	個別	20歳以上	（女性）問診、視診、細胞診、内診
乳がん	個別	40歳以上	（女性）問診、マンモグラフィー（乳房エックス線検査）
大腸がん	集団・個別	40歳以上	問診、便の潜血検査
肺がん	集団	40歳以上	胸部エックス線検査（必要に応じて喀痰検査）
前立腺がん	集団・個別	50歳以上	（男性）PSA検査（採血検査）

歳未満に限定しています。また、採血による前立腺がんのＰＳＡ検査を推奨していません。

日本の国立がん研究センターでは、科学的な有効性の検討を行い、その啓発を含めて、がん検診の推奨項目を公表しています。ちなみに次ページの表中の任意型がん検診の列に書かれた「実施可」というのは、有害ではないが根拠が不十分だったり、利益と不利益のバランスがまだ判断できないので、専門家の説明をよく聞いて納得できるなら受けてもよいというぐらいの意味です。ちなみに前立腺がんのＰＳＡ検査は、対

国立がんセンターによるがん検診の推奨

部位別	年齢	検査方法	対策型 がん検診 （住民検診等）	任意型 がん検診 （人間ドック等）
胃がん	50歳以上	胃X線検査	推奨する	推奨する
		胃カメラ	推奨する	推奨する
大腸がん	40歳以上	便潜血検査	推奨する	推奨する
		大腸ファイバー	推奨しない	実施可
肺がん	40歳以上	胸部X線検査	推奨する	推奨する
	40歳以上 （喫煙者）	喀痰細胞診	推奨する	推奨する
	40歳以上	低線量CT検査	推奨しない	個人の判断 で実施可
子宮頸部がん	20歳以上	細胞診	推奨する	推奨する
		HPV検査を含む 方法	推奨しない	個人の判断 で実施可
乳がん	40歳から 74歳	マンモグラフィー	推奨する	推奨する
	40歳から 64歳	マンモグラフィー と視触診併用	推奨する	推奨する

策型がん検診とは対照的に根拠不十分としています（※8）。

働く人としては、これらの情報を参考にしつつ、対策型がん検診ではなく任意型がん検診主体で、産業医や保健師さんと相談しながら、対象となるがんと検診の種類を選択していくのがよいと思います。

また、胃がんでは、ヘリコバクター・ピロリ菌の感染との関係が明らかにされていて、その感染が長く続くことで胃の粘膜が萎縮する慢性萎縮性胃炎が起き、それが胃がんの素地となる場合があると考えられています。このヘリコバクター・ピロリ菌の感染と胃の粘膜の萎縮を反映しているとされるペプシノーゲンの両方の検査を行って、リスクに応じて検診を行う方法は「ＡＢＣ検診」と呼ばれ、その手法を推奨している医療機関や団体があります。

この検診について同センターでは、今の段階では証拠不十分のため、よく説明を聞いて個人の判断で行うようにとの見解を示しています。

検診時に気を付けるべきこと

がん検診を受ける際には症状が無いことが前提です。何らかの症状を感じても、なかなか医療機関で受診しないのは多くの働く人の常であろうと思います。それががんを連想させる症状であればなおさら腰が重くなってしまうことでしょう。

しかし、症状が続くのに医療機関には相談に行かずに、検診まで待つことはお勧めしません。というのも、がん検診は症状が無い人が受けるようにデザインされているからです。

第1章で、心筋梗塞になっても2日我慢した人のエピソードを紹介しましたが、がんと関係のある症状が出ているのにあえて定期健診を受けるまで待とうとする人が少なくありません。症状があったら、内科のかかりつけ医に相談するなどして、診断を受ける方が先決です。

産業医として健康相談を受けた中に、腹部を診察してみるとみぞおちから下が腫瘤でがちがちに固まっている方がいました。症状があったはずなのですが、相当な期間、我慢していたのでしょう。私が紹介した大学病院で受診したときには末期の胃がんだと診断され、お気の毒なことに、その方は亡くなりました。ですから、このようなことにならないように、もしも症状が出たらまず受診するのがよいのです。

また、検診の後に、所見があって精密検査を勧められたら、必ず受けるようにしてください。例えば、大腸がん検診のうち、便潜血検査を受けた後に、もし陽性だと判定されれば、大腸などからの出血がある可能性があります。精密検査としては大腸内視鏡検査（大腸ファイバー）を受ける必要があります。悪い結果でも、放置するようなら、早期発見を目指すまでもなく、最初からがん検診を受ける意味がなくなってしまいます。

がんが見つかっても、最善の治療を受けようという気持ちも大切です。もし決心がつかないなら、ぜひ産業医や保健師さんに相談してみてください。


がん検診についての話題が尽きても、課長とGさんの話は続きます。

「課長、それにしてもうちの常務はお元気ですね」

「60歳近いのに肌が艶々しているよな」

「先日の懇親会でおっしゃってましたが、親族にはがんが1人もいないそうで」

「そうか、それなら心配がなくてうらやましいよな」

「私、親戚の間では肝臓がんだった伯父に似ているって言われているんです。間違いなくがん家系だなと。やっぱりがん検診が怖いですね……」

「家系」ではなく「リスク」でがん検診を選ぶ

いえいえGさん、いわゆるがん家系が当てはまるのは、限られた特殊なケースだけなので

がんとリスク因子

がん種	リスク因子
食道がん	タバコ、飲酒、野菜や果物の不足
胃がん	タバコ、野菜や果物の不足、塩分の摂り過ぎ、ピロリ菌感染
大腸がん	タバコ、飲酒、肥満、運動不足
肺がん	タバコ、果物の不足
肝臓がん	タバコ、C型肝炎ウイルス感染、B型肝炎ウイルス感染、飲酒
すい臓がん	タバコ、肥満
腎臓がん	タバコ、肥満
子宮がん	タバコ、肥満、運動不足、ヒト・パピローマ・ウイルス感染
乳がん	タバコ、飲酒、肥満、運動不足、外因性ホルモン（経口避妊薬など）の使用

（出典）M. Inoue et.al, Attributable causes of cancer in Japan in 2005—systematic assessment to estimate current burden of cancer attributable to known preventable risk factors in Japan, Annals of Oncology 23：1362–1369, 2012より邦訳・改変

す。中高年層の人の中には、常務さんのように「うちはがん家系ではないから」と暗に「自分はがんになる可能性は低い」と言いたがる人がいます。しかし、がんの種類による違いはありますが、遺伝というのはがんの発生にはそれほど大きく影響しません。

それよりも大きく影響しうる様々なリスク因子として、生活習慣や感染症などが明らかにされています（※9）。

これらのリスク因子で思い当たることがあれば、それに該当するがん検診をぜひ受けてみてください。子宮がんは比較的若い年齢から発見されることがありますが、その他のがんはおおむね40歳以降に増えてきます。

主ながん検診は1年ないし2年間隔で受け続けるのがよいでしょう。検診を行ってくれた医師や医療機関に、どれくらいの間隔で受けるのがよいかを聞いてみるのも1つの手です。また、産業医や保健師さんがいるのであれば、健康相談でアドバイスしてもらいましょう。

喫煙はがんの最大のリスク因子

さて、がんとリスク因子の表で、すべてのがんにリスクとして挙げられているのはタバコです。

ここで引用している文献によれば、タバコはすべてのがんのうち、新たに発病する男性の29・7%、死亡率では34・4%の原因となっていると記載されています。言い換えれば、すべての人が禁煙すれば3割の人ががんを免れ、不本意な死を迎えないで済むと推定できるのです（※10）。

肺や咽頭、喉頭など、吸った煙の通り道にあたる部位のがんの8割から9割以上は、タバコによるという説もあります。また、発がん物質を体内に取り込むことで、直接煙に触れない臓器のがんも増えるのです。その他にも、タバコは脳卒中や心臓発作、歯周病、一見関係なさそうな糖尿病にも影響を与えています。女性の場合には、早産や赤ちゃんへの影響も確認されています。

加えて、タバコによって「慢性閉塞性肺疾患」といって、肺の機能が損なわれ、少ししか空気を吸えず、吐き出せない状態になることもあります。そうなると、日常生活が著しく制限され、呼吸不全に長く悩まされることになります。

タバコは煙に含まれるニコチンという化学物質への依存症を起こします。その依存の強さはヘロインやコカインと同等のレベルで、禁煙や断煙が難しい一因となっています。そして煙には5300種類もの化学物質が含まれ、うち約70種類が発がん性物質であるとも考えられています。

喫煙者が吸い込む主流煙だけでなく、他に流れる副流煙を吸い込む周りの人たちは、同じように脳卒中や肺がん、心臓発作のリスクが高まります。子供には気管支喘息が起きやすくなり、赤ちゃんが突然死するケースとの関連も指摘されています。

肺がんや呼吸不全に陥り、死を目の前にしても、タバコを吸ってきてよかったと言える人はいません。お気の毒なことに、そうした段階になってても全面禁煙の病院から外に出てまで、タバコを吸っている患者さんがたくさんおられます。

一方で、禁煙に成功して10年以上継続できると、がんのリスクが半減するか、うまくすると吸わない人と変わらなくなる、ということが医学研究で明らかにされています。禁煙に一度失敗しても、あきらめずに繰り返し、禁煙にトライすることも意味があるのです。

禁煙によってがん化しつつある細胞が悪性にならずに停止するという説や、一度がんになった人でも他の臓器のがんを禁煙で予防できるのではないかという説もあり、禁煙のメリットは健康上とても大きいのです。

本書の読者さんで、もし喫煙者なら、ぜひこれを機会に禁煙に取り組んでいただきたいと思います。禁煙外来と称して専門的な治療を提供してくれる医療機関もあります。また一定の条件を満たせば健康保険を使うこともできます。

ストレスをためるとがんが増える

ストレスはがんと無関係だとする医学研究もあったのですが、それによるうつや不安といった心理的な苦痛は、がんと関係があるという見解が今は主流です。

心理的な健康度を基に16万人以上の人たちを平均して9年半ほど観察した結果をまとめた研究（※11）では、心理的な苦痛が強い人は、それが無い人に比べるとがんの死亡率は3割以上も増え、タバコに関係が無いがんでも45％も死亡率が高くなることが明らかにされています。中でも大腸がんは1・8倍、前立腺がんは2・4倍、すい臓がんは2・8倍、食道がんは2・6倍、白血病は4倍近くまで増えてしまう可能性があります。

そのメカニズムとして、持続するストレスは人体に備わっている免疫力にダメージを与え、がん細胞の増殖を許してしまうとする説や、強いストレスが起こすうつ症状と並行して、人体の持つストレスホルモンを分泌するシステムにダメージが生じ、ホルモンと関連するがんを押さえ込む機能が弱まってしまうという説があります。

また、ストレスを受けた結果、お酒やタバコに頼ったり、運動しなくなったり、過食や不規則な食事によって肥満になる場合があります。そしてそうした経過の中でがんになりやすい状態になり得ます。

このように見てみると、職場ストレスによる心理的な苦痛はがんとの関係からも軽視できないことが分かります。

がん予防にもつながる生活習慣病対策

生活習慣病の定義では「食習慣、運動習慣、休養、喫煙、飲酒などの生活習慣が、その発症・進行に関与する疾患群」とされています。特にタバコはその原因として注目されていますが、タバコ以外の原因、例えば欧米型の食生活や運動不足、飲み過ぎやその結果に伴う肥満も、がんのリスクです。

タバコや肝炎などのウイルス以外のがんの最大の要因はアルコールで、男性では9・0%、女性では2・5%が発病の原因となっています。

また塩分の摂り過ぎ、果物不足や野菜不足、運動不足も0・5%前後の原因を占めていて、肥満は男性では0・8%、女性では1・6%の原因を占めています。

このように定期健診でチェックを受けている生活習慣は、がん予防に直結している面があるのです（※12）。

つまり食べ過ぎ、飲み過ぎ、運動不足を改めることは、がんのメカニズムにおいては活性酸素の発生を和らげることになります。また、正しい生活リズムによって疲労の蓄積を無くしていけば、がん細胞の発生や増殖を抑えることができます。

定期健診の結果を見ながら日ごろの生活習慣を振り返ることはがん検診を受けることと同じくらいに、がん予防の点でも重要だと言えます。

がんが怖い人ほど検診を受けるべき

さて、がん検診を受けるために病院やクリニックで予約を取った際に、少し考えておいた方がよいことがあります。それは、年齢や性別、リスク因子の有無にかかわらず、一定の割合でがんと診断される確率があることです。

年齢を重ねるほどがんの可能性は高まります。検診を受ける目的は早期発見であって、何も無い「シロ」を確認するためではありません。過剰に期待せず、また怖がり過ぎず、ひょっとしたら見つかるかもしれないという心持ちで受けることが大切です。

がんの可能性があると言われて、落ち込まない人はいません。結果を告げられれば、ほとんどの人は大きく落ち込みます。そのことを受け入れられず、嘆き悲しんだり、自暴自棄になったりもします。しかし、これは人として普通の反応でもあるのです。そうしたことも一応、頭に入れた上で、がん検診を受けることが大切だと思います。

また、結果は「シロ」か「クロ」以外にも「グレー」のときもあります。その場合には、経過観察の説明を受けて、１年も待たずに再検査を受けることもあります。そのようなケースも想定しておきましょう。

がん検診を提供する医療機関や専門家は、検診のメリットとデメリットをよく理解するように啓発を行っています。メリットは改めて言うまでもなく、がんが見つかったり、それによって適切な治療が受けられることですが、一方でデメリットとしては検査に伴う不利益が生じる可能性があるのです。

例えば、内視鏡検査を受けた場合に、確率は低いのですが、胃壁や腸管を破ってしまう事故が起きることがあります。その結果、がんが無いのに開腹手術を受ける可能性があります。細胞を調べるために粘膜組織を採取したら、そこからの出血が止まらず、しばらく入院しなければならないということもあります。エックス線を用いた画像診断では、放射線の被曝が避けられません。医療、特にがん検診で使用される放射線量は健康への影響が最小で済むよう低く抑えられていますが、完全に無害というわけではありません。

また、画像診断が発達することで微細な腫瘍が見つかることがあります。その進行が遅く、特に寿命に影響が無い場合に、これを過剰診断と言います。影響が無いと分かっても、精神的なストレスを受けたり、まるで手術のような検査のために入院を強いられるなど、不利益を被るケースもあります。

治療や検査で使われる薬に副作用があるということはよく知られていると思います。一方で、本来の効き目について、主作用という言葉を使うことをご存じの方は少ないようです。例えば抗生物質はしばしばアレルギーを起こしますが、それが副作用にあたります。一方で身体にいる悪い細菌を取り除く効果がありますが、こちらが主作用です。

医師は、治療の際に主作用と副作用のバランスを見て、それを使用する患者さんのメリットが大きいと確信してから、はじめて薬を使います。

ともかくがん検診では、デメリットのために受けない方がいいほど、危険な検査はありません。つまらない理由のためにがん検診を完全に避けてしまうのは、「事故に遭うかもしれないから、一生車には乗らない」と考えるのと同じようなものです。

ただ、不利益があること、それが確率的にどれくらい起きるかという可能性を、医師や医療機関側からよく説明してもらい、きちんと納得した上で、がん検診を受けるのがよいと思います。

がんと診断されたときに、直面すること

がんだと診断された患者さんは、戸惑い、死の不安や最悪のケースを考えて、精神的にも苦しみます。入院することになったらとか、手術や副作用を伴う治療を思い浮かべて、眠れぬ夜を過ごすことになります。

同時に、一緒に暮らす家族とどのように対話するのか。あるいは家族の心配に直面し、頭を悩ませることになります。夫婦であれば、どう対処するかをお互いにストレスを感じながら話し合わなければなりません。お子さんが幼い場合や思春期にかかわらず、お子さんたちや親子の関係に影響が出ないかを心配しなくてはならないでしょう。

会社に対して、入院や休業をどのように伝えるのかも悩むことでしょうし、会社の人たちとの距離を感じてしまうこともあるでしょう。また経済的な苦境に直面することも珍しくありません。生命保険や医療保険は保険会社が積極的に販売してきた歴史もあって、働く人ならそれなりの契約をしている場合が多いかもしれません。

しかし実際には、医療費の負担よりも、就労できないことによる経済的ダメージが大きいものです。住宅や自家用車のローン、教育費の負担もあるかもしれません。就労不能保険と

呼ばれる、病気で働けない状態に対する保険の販売も始まっていますが、まだ一般には浸透してはいません。

産業医や保健師さんの健康相談が利用できれば、精神的なストレスを軽くしたり、対処するためのアドバイスを受けるとよいと思います。医学や医療の専門家として、その後の見込みや休職中や復帰に向けてのアドバイスが受けられることもあります。

そのとき、会社の支援はどうなるのか

テレビドラマとは違い、がんは「手術が成功すればすべてがＯＫ」とはいきません。休業、休職を経て職場復帰できても、後の検査や経過観察、場合によっては治療が続き、平日でも通院し続けなければならないことが少なくありません。

内閣が中心となって推進してきた「働き方改革実行計画」の中で、病気の治療と仕事の両立を支援していくという方針が示されています。病気を治療しながら仕事をしている人が労働人口の３人に１人にも及んでいる現状を課題として、子育てや介護をしながら働く人と同じように支援をしていくことが表明されています。

平成28年に厚生労働省は「事業場における治療と職業生活の両立支援のためのガイドライ

ン」を公表しています。会社に対して、方針を表明し、ルールを整備して、相談窓口を設けるなど、現実的な支援を具体的なフォーマットと共に示し、対応を求めています。

働く人の立場でできることとして、病気療養の場合の休業、休職、職場復帰の手続きや流れについて、就業規則や社内規程を日ごろから確認しておくのがよいと思います。また、健康保険組合の窓口で、がんだと分かったときにどのように対処すればよいのかを聞いておくことも役に立ちます。

産業医や保健師さんがどのように助けてくれるのか、例えば主治医となる医師とどのように連携をとって情報交換してくれるのかを確認することもできます。

患者さんと家族を支援する「両立支援コーディネーター」の養成も、ソーシャルワーカーや産業カウンセラー、キャリアコンサルタントや社会保険労務士を対象として始まっています。この両立支援コーディネーターには、医療機関と会社側と患者さんやご家族の間を仲介することや仕事を続けられるように支援を行う役割が期待されています。

もしものときには、がんから回復していくプロセスの中で、こうした支援の枠組みを利用しながら無理をせず、復帰の準備をしていけばよいと思います。

第　3　章

職場の健康管理は何が問題なのか

営業本部長主催の会議を終え、Gさんがため息まじりに課長に一言。

「『仕事はいっぱいこなせ！　でも残業は少なくしろ』って言われても……。何か矛盾していますよね？」

「確かにそうだ。お互い疲れているよな。Gくんは通勤が片道1時間半だろう？」

「はい。実家に近いと妻に言われて今の家を買ったせいで。まぁ自己責任ですが」

「まだお子さんも小さいから、世話も大変だろう。ちゃんと眠れているか？」

「はい、ありがとうございます。でも、よい解決方法は無いですよね……」

「最後の手段で、産業医に泣きを入れに行っても構わないらしい。面接指導ってのを受けると、休ませろとか、残業させるなとか、会社に言ってくれるらしいぞ」

「課長、勘弁してくださいよ。私にも立場ってものが……。そんなこととして、根本的な解決になるんでしょうか？」

注目される過重労働への対策と健康管理

残業や休日労働が非常に長い状態を意味する過重労働について、それを強いられているうちに、脳卒中や心臓発作で倒れる過労死や、うつ病を患い過労自殺してしまう人が後を絶たないことが社会問題となっています。

この厚生労働省による過重労働の基準は時間外・休日労働時間と、健康障害を起こすリスク（可能性）との相対的な関係性を根拠にしています。

このリスクの考え方を基に、健康管理として厚生労働省によって強調されてきたのが、課長さんが話した「医師の面接指導」です。ちなみに会社が義務として医師の面接指導を行う対象者は次の３つの条件を満たした場合に限られます（※13）。

①休憩時間を除き、１週間あたり40時間を超えて１カ月１００時間超の時間外労働を行った従業員
②その人の疲労の蓄積が著しい場合
③さらにその人が医師の面接指導を受けたいと申し出た場合

ちなみに９時始業、17時半終業で昼休みが１時間で週休２日の場合に、所定労働時間が週37時間半になります。週40時間換算ですから、１００時間超えかを計算するには残業時間と

休日出勤した時間から週あたり2時間半、差し引かなければなりません。

さて、Gさんが「医師の面接指導は過重労働の根本的な解決にはならない」と言うのは、あながち間違いではありません。

職場の健康管理で原則とされる「5管理の考え方」によれば、

①総括管理と呼ばれる全社の体制と仕組みで、残業や休日出勤（休出）を削減する対策

②作業環境管理と呼ばれる枠組みで、職場単位で残業や休出を減らす対策

③作業管理として、個人ごとに代休や勤務時間を調整し、残業や休出を少なくする対応

④労働衛生・健康教育として、過重労働による健康影響とその防止策の周知と徹底をまず行うべきです。これらを尽くしてもどうしても残業が減らない従業員に対して、

⑤健康管理として、医師による診察や検査を行う

というのが5管理の考え方です。

しかし現実には、この医師の面接指導が一人歩きしている感があります。

ちなみに、法律上は会社が医師の面接指導を「行わなければならない」と書かれているのですが、これを定めている労働安全衛生法には現在では罰則の定めがありません。もちろん、旧労働省の時代から時間外労働の削減を会社は求められてきました。しかし、そうした状況

はこれまで必ずしも改善されてはいません。あくまでも過重労働に対しての健康管理は、いわばセーフティネットとしての医師の面接指導にとどまっているのです。

疲労のたまり具合をどうチェックするか

さて、疲労が蓄積しているかどうかは、メンタルヘルスの不調や深刻な身体の症状でもない限り、働く人は自分で分かると思います。「疲れがたまっている」と感じたり、日常会話で口にすることもあるでしょう。

実際の面接指導の対象者を絞り込むためにこの疲労の蓄積を確認するチェックリストが公表されています。具体的な判定は医師に委ねることになりますが、チェックする時点の1カ月前からの状態についての「自覚症状」を、「ほとんどない」→0点、「時々ある」→1点、「よくある」→2点の3択で回答します。

①イライラする
②不安だ
③落ち着かない

④ゆううつだ
⑤よく眠れない
⑥体の調子が悪い
⑦物事に集中できない
⑧することに間違いが多い
⑨仕事中、強い眠気に襲われる
⑩やる気が出ない
⑪へとへとだ（運動後を除く）
⑫朝起きたとき、ぐったりした疲れを感じる
⑬以前と比べて、疲れやすい

「今、まさにそうだよ！」と思われる方もいらっしゃるのではないでしょうか。そして、次の7項目で「勤務の状況」を確認します。「ない・小さい」「多い・大きい」「非常に多い・非常に大きい」といった2択か3択で回答します。

①1カ月の時間外労働
②不規則な勤務（予定の変更、突然の仕事）
③出張に伴う負担（頻度・拘束時間・時差など）
④深夜勤務に伴う負担
⑤休憩・仮眠の時間数及び施設
⑥仕事についての精神的負担
⑦仕事についての身体的負担

いずれも自分の主観で答えますが、これらの自覚症状と勤務の状況の点数の組み合わせで「仕事の負担度」を4段階に振り分け、疲労の蓄積状況を医師が評価するのです（※14）。

なぜ医師の面接指導が活用されないのか

結果的に、「疲労の蓄積が著しい」と判定された人に、突然の病に倒れる可能性が無いかを確認する面談が、課長さんが話していた医師の面接指導です。健康を害している恐れがあると医師が判定すれば、健康診断の就労区分に基づく対応と同じように、就業制限を求める意見が会社に対して出されることになります。

しかし、医師の面接指導を申し出ることは、ほとんどの人にとって、人事考課や将来の異動に影響する行動に見えるところがあります。もしも不調を感じているなら、自分で病院に行って相談したり、治療を始める人もいるでしょう。その結果をわざわざ会社に伝えて、業務を制限してもらうかどうかは別問題、という考え方もあると思います。

この長時間労働者に対する医師の面接指導制度は、平成14年に行政通達として公表されて既に15年以上経過していますが、働く人にはあまり浸透していないようです。

「労働安全衛生調査（実態調査）、平成28年」（※15）のデータによれば、月100時間を超えて残業や休日労働をした働く人が0・3％います。該当者のうち4人に1人しか面接指導を申し出ておらず、そのうち医師指導を実施した会社は7割弱で、面接指導を確実に受けたのは該当者のうち18・4％しかいません。

この調査は調査対象が1万3884事業所、回答したのが9564事業所で有効回答率は7割以下にとどまっています。厚生労働省からの調査に応じない会社はおそらく無関心でしょう。ですから、ここに挙げた数字の3分の2しかないと見た方がよいかもしれません。本当はもっとたくさんいるのかもしれませんが、100時間超えは1000人に3人であること

過重労働による過労死発生の経過

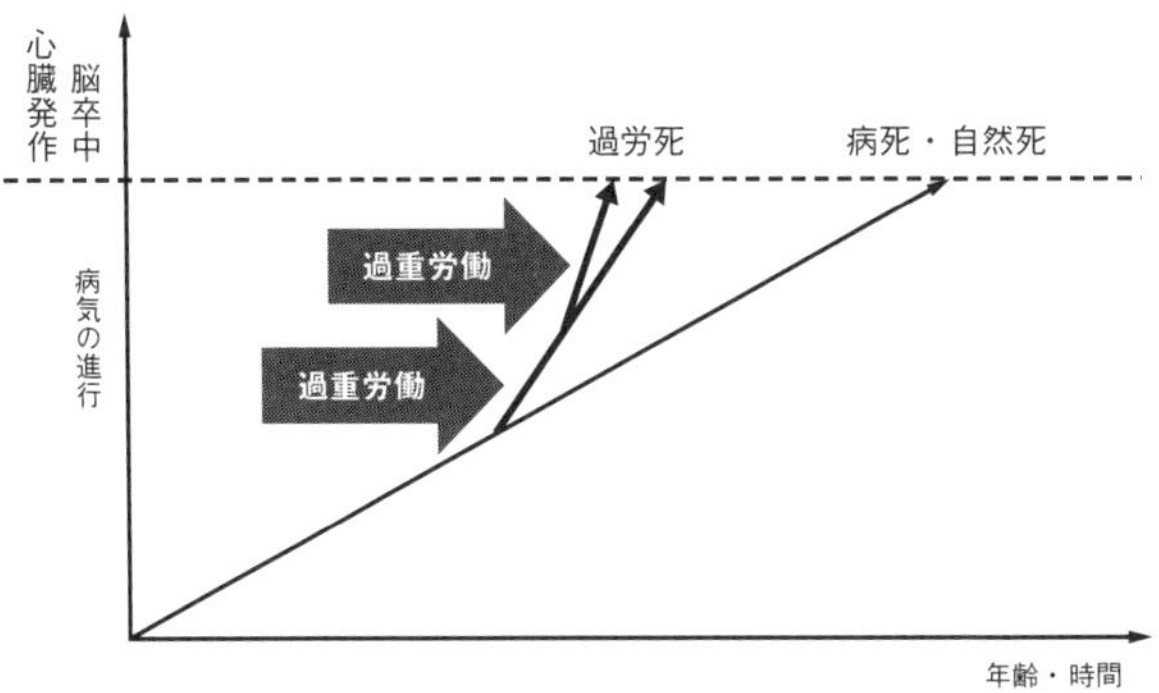

を考慮すると、このうちの18・4％の3分の2、つまり1万人に約4人しか、セーフティネットの役割を果たす医師の面接指導を受けていません。

「過労死ライン」の医学的な根拠

残業や休日出勤が1カ月で100時間、2カ月から6カ月の平均で80時間を超えた場合を「過労死ライン」と呼ぶようになりました。

過労死とは、働き過ぎの影響で脳卒中や心臓発作によって突然死することを意味しますが、突然に発病する人がいても、その正確な因果関係は医学的には明らかではありません。例えば長時間の残業を繰り返していた人が脳卒中で倒れて病院に救急搬送され、治療を受けている最中に、採血検査や心電図検査あるいは脳のＣＴやＭＲＩ検査で、これは「働き過ぎによるもの」と診断できるわけではないのです。

では、どのように考えるかというと、図のように過重労働によって、通常の加齢現象や生活習慣病の影響のレベルを超えて、急激に動脈硬化が進み動脈が詰まる現象（血栓や塞栓と言います）が起きたという見方に立ちます。

例えば、メタボの有無やタバコを吸うかによって、動脈硬化の程度は様々です。普段から食べ過ぎと運動不足が著しいために生活習慣病になって、動脈硬化が進んでいる人もいます。反対によく節制していて、生理的な年齢が暦年齢よりも若い人もいるでしょう。その中で、もともと生活習慣病のあるような人に過重労働が加わり、動脈硬化が急速に進行し、過労死に至ったという解釈をするわけです。

過重労働によってこうしたリスクが高まることは、たくさんの人たちを一定期間観察して、生活習慣や時間外労働と、脳卒中や心臓発作の発生する頻度を比較検討する「疫学研究」で明らかにされています。

業務の過重性を確認する専門医や研究者による検討の結果が平成13年にまとめられていますが、それによると、様々な医学研究を基に次のような根拠を確認し、採用したことが分かります（※16）。

①月間80時間超から100時に相当する残業時間があると、
②睡眠時間は6時間未満ないし5時間未満になり、
③高血圧の傾向も助長され（2倍程度）、
④その結果、脳卒中や心臓発作の頻度が増える（2倍から3倍程度）

つまり、過重な労働時間による睡眠時間の減少により、血圧上昇と心身への直接的なストレスが加わる。そのダブルパンチで自然経過を超えるスピードで心臓発作や脳卒中が起きやすくなる。これは病死や自然死ではなく、異常な過労死だと解釈するのです。

通勤時間は労働時間？

健康管理上、具体的な毎日のスケジュールは、昼休みが1時間、通勤に1時間、さらに食事・入浴・余暇・家族がいれば団欒の時間を合わせて4時間で、計6時間を要するという考え方をします。そこに所定の労働時間が8時間とすると10時間が残ります。その10時間を睡眠と残業に振り分ける、と考えるのです。

平日の残業が計100時間であれば、20日間で割ると1日5時間、80時間であれば1日4時間となり、その分睡眠時間を削ることになって、結果として心臓発作や脳卒中が起きやすくなると考えられます。これを根拠として、過労死ラインの数字が算出されています。仮に45時間未満であれば睡眠時間は8時間となり、問題無いと考えるわけです。

課長さんが気遣っていたGさんの通勤時間ですが、首都圏で勤める働く人の場合には片道1時間半や2時間かかることが珍しくありません。その結果、Gさんの場合であれば余暇や団欒の時間を毎日、2時間前後、削ることになるでしょう。

もしも、Gさんがプロジェクトの締め切りに追われ、客先に缶詰の状態となり、時間外労働時間が1カ月で160時間となったとしましょう。仮に週休2日として土曜日の出勤が毎週1日各10時間ずつあると、平日は平均で6時間の残業となります。Gさんには団欒や余暇をゼロにしても、食事と入浴と睡眠を合わせて毎日6時間しか残されていません。

週休2日制が定着して久しいですが、労働基準法上は、休日は週1日でも構わないことになっています。その1日にまで休日出勤が入る可能性も出てくると、あまりにも非人間的な暮らしになってしまいますね。

160時間超えでGさんが万が一突然倒れてしまった場合には、他の事情に関係なく、労災保険法に基づく申請によって医療費や休業補償などの支給が受けられることになっています。ちなみに、こうしたケースは労災認定で「特別な出来事」と呼ばれ、3週間で120時間以上の場合も同じ取り扱いになります。

某自動車工場から青い顔をして戻ってきたGさんに声をかける課長。

「Gくん、大丈夫かい？」

「参りました。生産管理のW部長に呼びつけられて、コッテリしぼられました」

「強面のWさん？　また納期の件か？」

「ええ。人手不足でパートナーさんに無理をお願いしても、なかなか進まなくて」

「それでどうする？」

「仕方ないので、私もしばらく週2日くらい現地に入っておこうと思います」

「そう言ってくれるのはありがたいけれど、倒れないように気を付けて」

産業医や保健師を味方にする

ビジネスの最前線では、刻一刻と状況が変わっていくものでしょう。Gさんのように疲弊しているところに、さらに無理を強いられる状況に直面することもあると思います。

そうした場合に健康管理の面で活用できるのが、「健康相談」という枠組みです。これは学校の保健室を利用する感覚に似ています。「朝礼で貧血を起こした」「熱が出た」「お腹が痛い」というようなときに保健室の先生のところに行った経験は誰もがあるかと思います。

医師の面接指導は就業制限に直結するようで敷居が高く感じられるかもしれません。しかしこの健康相談は、もっと優しいイメージのものです。

過重労働に困ったときの相談の際には、疲労などの症状、体調の面で気を付けるべき点、生活習慣上の工夫など、医学的専門家として、いろいろ尋ねてみるとよいと思います。

Gさんの場合、先にお酒の問題を指摘されたように、飲み過ぎで睡眠の質を低下させ、気分をうつ的にしている可能性がありますから、節酒かしばらくの禁酒を勧められるかもしれませんね。その他、Gさんには通勤電車で座る工夫、短時間の睡眠を昼休みにとる、残業する際の夕方の間食、あとは日曜日のお昼寝や睡眠のとり方など、細かなアドバイスをもらえる可能性があります。

本当は職住近接が効果的ですが、特に首都圏で職場の近くに引っ越すのは容易ではありません。ただ、直接的な過労死の危惧される深刻なレベルでなくとも、長期的な過重労働の与える社会的な負の側面、例えば、家族関係にも悪影響を及ぼす可能性があることも知っておいた方がよいと思います。

産業医の職務として、法律で健康相談を行うことが定められていますから、これを利用しても差し支えありません。産業医には守秘義務があります。疲労の蓄積以外に特に気になる症状があって困っているなら、どこの医療機関や、どのような専門科にかかるとよいかを教えてもらうこともできます。

それでも産業医の敷居が高いようなら、身近な保健師さんや看護師さんにも相談してみるのも1つの手です。また、産業医でも看護職の人でも、医療業界のインサイダーとしてよいクリニックや病院、信頼できる医師を教えてもらうことができます。その上で、利便性の高い医療機関を選んで、可能なら紹介状も書いてもらうとよいと思います。

なお、紹介状によって病院にかかったときのお金を安くしてもらう制度がありますが、産業医の書いたものでは安くしてもらえないこともありますから、注意してください。

「働き方改革」でクローズアップされる産業医

ところで、働き方改革で職場の健康管理（産業保健）に注目が集まっていることをご存じでしょうか。

働く人の視点で労働制度の抜本改革を行い、よりよい将来展望を持てるようにする。それによって労働生産性を改善し、業績向上の成果を働く人に分配しようというのが、「働き方改革」の考え方です。究極的には経済の再生を目指そうというわけですが、それを邪魔する障害の1つが長時間労働だとされています。

長時間労働は、ワークライフバランス、少子化、女性のキャリア形成、男性の家庭参加を阻むので対策を行おう、というのですが、そこに健康管理が入ってくるわけです。

パワーハラスメント対策やメンタルヘルス対策も重要ですし、65歳まで働く現在では、病気を持ちつつ働く人の割合が高くなることもあって、治療と仕事の両立を支援する健康管理の強化が、働き方実行計画の中で強調されています。

それに応じて、平成29年6月から改正労働安全衛生規則が施行されて産業医の職務に変更が加えられました。その中で過重労働を行った従業員に関する情報を会社は毎月、産業医に伝えなければならなくなったのです。

その情報は産業医が健康相談に対応してくれた際に利用できることがあります。希望すればGさんの場合には勤務の状況や過去の定期健診の結果と照らし合わせながら、効果的なアドバイスを受けることもできます。

医師の面接指導では、何が行われるのか？

さて、「医師の面接指導ではいったい何をするのだろう？」とは思いませんか。冗談のようですが、産業医の資格を持っている医師であっても、面接指導の経験の無い人も少なくありません。聴診器を当てるわけではないし、一体何をするのだろうと疑問を感じている医師もいます。ですから、医師会の主催する産業医向けの研修会で、わざわざ医師の面接指導をテーマとして取り上げているくらいなのです。

実際に医師の面接指導に訪れた人は、最初に勤務の状況についての質問を受けます。例えば、「この半年ぐらいの残業時間が平均して80時間くらいです」「突発的な対応が多くて休憩時間を確保しにくいです」などと答えるのです。

次に、先に説明した疲労の蓄積状況は「低い」から「非常に高い」までの４段階で評価されます。そして、心身の健康状態、例えば持病や治療中の病気と最近の健康診断の結果、それから心身の自覚症状を聞かれます。疲労の蓄積の原因も尋ねられ、さらにお酒やタバコ、運動や食事、睡眠時間といった生活状況を詳しく質問されます。

疲労の蓄積が「高い」か「非常に高い」場合には、2週間以上、「1日中ずっとゆううつで沈んだ気持ちではないか」「興味がなくなって楽しめていたことが楽しめていないか」を聞かれます。これはうつ病を確認する定型的な質問で、どちらかに当てはまるときには、他の質問とあわせて最終的な評価を受けます。

さらに脳卒中と心臓発作を起こしやすいリスクを、血圧の軸と、それ以外の年齢、タバコ、血中脂質、肥満、メタボの有無、50歳未満でかかった家族の存在、糖尿の傾向等の軸の2つで評価されます。以上を経て、医師が「問題なし（措置不要）」から「医療機関を紹介する」までの5段階の対応を選択します。

保健指導を受けることになったら、その場で運動、体重管理、食事、睡眠、禁煙、節酒、休養のアドバイスを受けます。またストレス対処の方法を教えてもらうこともあります。

もしも、このまま就労を継続することは医学的に望ましくないと医師が考えた場合には、定期健診後の就労区分に従って出される就業制限と同じように、医師から会社に対して意見が提出されることになるのです。

過重労働の解消は、経営者次第⁉

現代の会社経営では、売り上げのアップが至上命題とされている会社が多いのではないでしょうか。その一方で、コストの削減にも継続して取り組んでいるはずです。経営者がコストの中で最も負担を感じるのは人件費ですから、結果的に1人あたりの業務量は増える一方です。ですから働き方改革がどれだけ叫ばれたとしても、過重労働は簡単にはなくならないだろうという冷めた見方もあるでしょう。

随分前のことですが、某企業の産業医をしていたとき、あるプロジェクトに従事する社員から心身の不調者が連続していることに気が付きました。理由は単純で、営業が入札で安く受注したために要員を縮小しなければならず、残業申請もままならない状態が続いていたからです。今なら違法だと問われそうなサービス残業が常態化していました。

そこで3人目の不調者への対応後に、経営者に対話を申し入れました。朝一番に社長と会い、不調者の発生率が世の中の平均的なデータより桁違いに高いこと、休業や復職に時間がかかることとその損失、世の中では過重労働による健康障害に対する行政と司法の目が厳しくなりつつあることを丁寧に説明しました。その上で、あとは経営者の責任で判断してほしいと単刀直入に伝えました。

社長はしばらく考えて「会社業績は悪くないから、このプロジェクトの赤字は受け入れようと思う」と答えてくれました。それから不調を訴える人はパタリと止まり、プロジェクトも無事に目処が立ったことを憶えています。

5管理の考え方では、健康管理の優先順位は最後と説明しました。私ができたのは、不調者の休業や休職中、復職に向けてのサポート以外には、この社長さんに一言、警告したことだけです。

「働き方改革実行計画」の中で職場の健康管理と並列で産業医の権能の強化が謳われていることから、厚生労働省はこの社長さんへの警告に当たる事柄を強化する方向性を平成29年夏から示しています。

現在、行政がさかんに残業時間に関する規制を強化しようとしていますが、経営者の中には過重労働への対応を好まない人も見受けられ、健康管理がどれほどの効果を示すのかは未知数です。

自動車工場のプロジェクトが無事に終わり、顧客企業向けのイベント会場の下見に出かけたついでに、コーヒーショップに立ち寄った課長とGさん。

「上海に赴任中のＳさんと社内でばったり会いましてね」

「Ｓくん、元気だった？　上海蟹のシーズンはいつだっけ？」

「ははは。『労働時間は減ったけど、単身赴任でメタボが進む』とボヤいてました」

「そうだろうねぇ」

「赴任前に人間ドックと予防接種を紹介してもらったきり、音沙汰なしだと」

「このグローバル化の時代、健康管理は国内だけか……Ｓくんが心配だね」

グローバル化に対応しない健康管理

まず、ここから説明する「海外赴任」や「海外派遣」は、現地法人の指揮命令系統や雇用関係に置かれる場合で、頻繁であっても国内の本社や支店から海外に短期出張しているケースとは違います。

「平成29年度海外在留邦人数調査統計」によれば、３カ月以上の長期滞在中の日本企業の関

海外派遣前後の健診のオプション項目

赴任前	赴任後
①腹部画像検査（胃部エックス線検査、腹部超音波検査） ②血液中の尿酸の量の検査 ③B型肝炎ウイルス抗体検査 ④ABO式及びRh式の血液型検査	①腹部画像検査（胃部エックス線検査、腹部超音波検査） ②血液中の尿酸の量の検査 ③B型肝炎ウイルス抗体検査 ④糞（ふん）便塗抹検査

係者は45万人を超えています。まさにグローバル化の時代ですが、海外に6カ月以上赴任している人の健康管理のサポート義務は会社にはないことは、あまり知られていません。

唯一、現行の法律（※17）でカバーされているのは、赴任直前と赴任を終えて帰国してからの健康診断だけなのです。その際には通常の定期健診以外に、表の項目が医師（産業医）の判断で追加できることになっています。

この内容が旧労働省から示された平成元年当時は、東南アジアや南米といった発展途上国では、医療レベルが日本に比べて劣るだろうから、長期派遣の前後に考えられる問題をチェックしようという考え方でした。

がんの治療で困ることや、現地での食事や飲酒による高尿酸血症や痛風、B型肝炎にかかること、そしてけがをした場合の輸血が心配だということから、これらを行うように推奨されたわけです。ちなみに胃部エックス線検査や腹部超音波検査というのは胃がんや腹部の臓器のがん検診を想定していました。

帰国後は寄生虫を調べるために便の検査が加えられていますが、これらの項目は、30年近く経ってもそのままになっています。

もちろん、赴任中でも出張や休暇で帰国した際に定期健診を行ってもらえる会社はありますが、法律上は6カ月以上の海外赴任中に会社にその実施義務はありません。後述するストレスチェックも海外赴任中であれば実施義務は無いのです。

では、長期に海外赴任する人たちが腹部のがん、高尿酸血症による痛風、肝炎ウイルス、血液型だけチェックしてもらえばOKかというと、そんなわけはありません。

海外赴任の際には、引っ越しを含めて出国前の準備に相当なエネルギーが必要ですが、その時間的な余裕が無い中で、健康管理でも様々な対応や作業が必要になります。

例えば、地域ごとに特有で日本ではかかるリスクの低い感染症への予防接種が必要になります。生活習慣病やその他の持病があれば、経過観察や内服治療をどのように続けるのかを考えなくてはいけません。

家族を帯同する場合には、配偶者や子供の健康診断と予防接種の手配、経過観察や内服治療をどのようにするかも準備しなければなりません。

日本では普通過ぎて意識すらしていないことが海外では状況が違うことが多々あります。例えば、日本では急病のときに救急車を呼ぶことを経済的な理由で躊躇することはない、とほとんどの人が考えています。しかし、海外では救急車は無償ではないので、安易に呼ぶことはできません。そもそもクリニックや病院の患者さんを受け入れるシステムが日本とは大幅に違います。

アメリカに数年赴任している人から、深夜、ひどい腹痛で病院に駆け込んだときに、まず医師ではなく事務の人がやってきて、クレジットカードを見せてくれと言われて驚いたという話を聞いたことがあります。

日本の医療制度では健康保険があって当たり前で、健康保険証さえ持参すれば何とかなりますね。医師には応召義務といって、診てほしいと言う患者さんを拒否してはいけないことが法律で定められています。健康保険証を忘れたから診ないなどと言う医療機関もあまりないと思います。また、会計の際の支払いもいきなり高額になることはありません。

しかし海外ではとても厳格です。健康保険や民間の損害保険で後に補償してもらえることが多いとはいえ、高額な支払いを要求されて、戸惑うことが少なくありません。

人間ドックの手配をしてくれたり、予防接種を紹介してくれる、Ｇさんが勤めるような会社は、常勤の産業医がいるような大手企業に限られます。しかし、その場合でも、家族の渡航の準備までしてくれるわけではありません。

このように考えてみると、海外赴任前にがんや痛風、血液型をチェックしてもらうだけでは、不十分であるのは明らかです。課長さんが言うように、日本の健康管理はグローバル化に対応できていないのです。

出張先での商談を終えて、宿泊先近くのバーでくつろぐ課長とGさん。

「なぁGくん。時代が変わったなぁ」

「どうしたんですか？ 急に……」

「俺が入社した頃はさ、55歳で定年の会社もあったんだよ」

「最近、『人生100年』とも言われますが、となると45年も年金暮らしですね」

「うらやましいけど、社会が耐えられないだろう。今じゃ、退職が65歳だよ」

「私の年齢なら、多分70歳くらいまで働かないといけませんね」

「あと30年か。Gくん、頑張れよ！」

「ゴールがどんどん遠のいていく……。来週、保健師さんに相談してみようかな」

会社は高齢になるまで面倒を見てくれるのか

Gさん、残念ながら、現在の健康管理は高齢になるまで働けるサポートはしてくれません。もちろん、定期健診を確実に受けて、生活習慣を整えて、メタボや生活習慣病の管理を受けることは、高齢になっても元気に働ける可能性を高めてくれますが。

課長さんが言った55歳定年の後に60歳定年の時代が続きました。労働安全衛生法は会社で行う健康管理を定めていますが、定期健診は基本的に60歳で退職を迎えて終了という流れで進められてきた印象です。

過去に大手企業で産業医をしていた経験では、就労できない大病をする人は、50代後半までは稀でした。ですから、考えようによっては、健康管理はほぼ元気な人を相手にすればよかったので、気楽な面もありました。

2025年までの経過措置中ではありますが、会社の雇用確保措置の対象は原則65歳となっています。しかし厚生労働省は「年齢にかかわりなく働ける社会の実現に向け、65歳までの雇用確保を基盤として『70歳まで就労できる企業』の普及・啓発に取り組む」と表明しています。ですからGさんの予想は正しいのです。

このように、65歳から70歳まで働くことが一般化する中で、高齢労働者のための健康管理の必要性が急速に高まっているのです。

加齢現象には対応できないのが実情

元気に働き続けるために必要なのは、加齢によって起きる健康問題である「病気の増加（がん、生活習慣病など）」と「心身の機能低下」にどのように対処するかということです。

残念ながら定期健診は動脈硬化の進展による脳卒中や心臓発作などの予防や管理には有効ですが、がんだけでなく心身の機能低下にも直接的には対応してくれないのです。

加齢に伴って低下する心身の機能には、次のようなものがあることが分かっています（※18）。

①感覚機能（視力、聴力、皮膚感覚）、平衡感覚、暗いところで目が慣れる速さ
②病気への抵抗力と回復力、夜勤明けの体重減少からの回復の速さ
③下肢の筋力や関節などの柔軟性
④速度に関する運動機能（文字を書く速さや動作を適切に調節する力）

⑤精神機能〈過去のある時点や場所での出来事〈エピソード記憶〉や将来の約束や予定〈展望記憶〉、新しい環境に適応し、問題を解決する流動性知能〉

産業医や保健師さんが常駐しているような大企業のうち、予算と資源を潤沢に使えるごく一部では、高齢労働者の労災事故の防止を狙って、こうした低下する機能の一部を測定したり、改善のための取り組みを行っているケースがあります。

しかし、残念ながら、現在行われている定期健診では、これらの心身の機能を測定していません。機能低下の防止や軽減のために毎年の測定結果を基に保健指導や特定のプログラムで改善するといった取り組みは、皆無に等しいのです。

夕方の営業部。帰り支度をしたGさんが、課長に声をかけます。

「課長、お先に失礼します」

「おぉ、今日は早いね。何だい？　ニコニコして」

「私、パーソナルトレーニングを受けることにしたんですよ」

「えっ、40になって腹筋を割りたいの？　まだモテたいのか？」

「いえいえ、そんなことじゃなくて、アンチ・エイジングですよ」
「俺より若いじゃないか」
「早くスタートするに越したことはないと、保健師さんにも勧められまして……」

「アンチ・エイジング」より「エイジ・マネジメント」

いつまでも若さを保つ「アンチ・エイジング」がブームとなって久しいですが、サプリメントや美容、フィットネスなど、加齢現象の影響を無くそうと、ファッション雑誌のようなキャッチフレーズのビジネスが流行しています。

アンチ・エイジングを職場で扱うのは行き過ぎだと思いますが、高齢労働にまつわる生活習慣病やがん対策に加えて、心身の機能低下を防止する対策は現代の健康管理として必須ではないでしょうか。

そうした健康管理の施策を「エイジ・マネジメント」と呼びます。直訳すると「年齢を管理すること」になりますが、そんな大それたことはできません。本当の意味は、「職場における加齢と健康に関する課題や、世代ごとの特徴に合わせた健康管理を行うこと」というものです。つまり、健康状態を資源として、労働適応能力（就労能力）の向上を図るために、入社後間もない頃から高齢労働を経て退職するまで、その時々に必要な支援や対応を行うことです。

運動を全くしないまま、不摂生を繰り返してきた人が60歳を過ぎてから突然、衰えきった下肢の筋力を何とかしようと思っても困難なことです。それよりも少なくとも40代、50代と生活習慣を改めて、下肢の筋力を維持する運動を継続していくのがよいというわけです。

エイジ・マネジメントの特徴は、高齢労働に必要な労働適応能力の向上のための健康管理を行っていくという点で時代にマッチしたものだと言えます。ただこれは健康管理単独で実行できるものではありません。それを可能にする5管理、つまり体制や仕組みと作業環境の管理、作業の管理、そして教育とを組み合わせていくことが必要なのです。

例えばGさんが保健師さんに「エイジ・マネジメントを頼むよ」と言っても、健康管理だからといってすぐに提供してもらえるものではありません。

まず、ここでは高齢労働に対応できない従来型の健康管理とは対照的なエイジ・マネジメントの考え方を知っていただくとよいと思います。

これまでは、潤沢な資金と抱えている専門家を使い、退職するまで文字通り手取り足取り

従来の健康管理とエイジ・マネジメントの比較

対策の項目	エイジ・マネジメント	従来型の健康管理
主な対象者	若年層から高齢者までの全ての年齢層	有所見者，有病者
対策の理念	1. アクティブエイジング －高齢でも働く 2. プロダクティブエイジング －高齢でも生産性を維持する	心身の 健康管理・健康増進
健康診断の意義	1. 労働適応能力の維持向上 2. 仕事と適性のミスマッチの解消	1. 病気の予防と早期発見 2. 適正配置判断
健康診断の目標	心身の機能の維持	有所見（率）の減少
主たる課題	1. 疾病の予防、治療と管理 2. 心身の機能の維持と向上 3. ワークライフバランス 4. 疲労のマネジメント 5. 労働意欲の維持向上	1. 結核 2. 職業病 3. 生活習慣病 4. メンタルヘルス 5. 過重労働
アプローチ方法	1. 健康診断 2. 体力検査（測定） 3. 労働適応能力の評価 4. 健康教育 5. 年齢に応じた生活支援 6. 快適な職場づくり	1. 健康診断 2. 保健指導 3. 就業上の措置

（出典）神代雅晴編著、『高年齢労働者のための職場づくり—65歳定年制に対応する労働安全衛生戦略』、中央労働災害防止協会、2013年

ありません。

の健康管理を行っている大手企業がありました。けれどもそれはエイジ・マネジメントでは

リタイアしたり再就職した瞬間に、自分で何もできない人、例えば検診を自ら受けに行くことができず、生活習慣をコントロールできない人になってしまうだけです。これでは、健康管理は会社責任で在職中の面倒を見るだけのものに終わってしまいます。

過重労働対策を浸透させるために、産業医の役割が大きくなりつつあります。心身の機能低下を放置していることで、働く人の労働適応能力が改善していかない状況があるのなら、お目付け役として産業医を活用できる可能性があります。ただし、エイジ・マネジメントは、産業医が1人で努力してできるものではありません。会社として高齢になるまで働くことをどう考えるか、高齢で働く人をどのように遇して活用していくか、ということと直結しているからです。これからそういう人の割合は増える一方ですから、その意味で職場の健康管理は岐路に立たされていると言ってもよいかもしれません。

下請けのパートナー企業との打ち合わせの後、Gさんが課長に話しかけます。

「課長、我々は恵まれているんですね」

「何が？　いい上司を持ててかい？」

「そ、それももちろんですけど、健康診断も受けっぱなしらしいですよ。彼らは」

「そう言ってたなぁ。きついだろうなぁ、気持ち的にも」

「そうですね。『産業医って何ですか？』って感じでしたね」

「保健師さんにうるさく言われても、感謝しないといけないかもね……」

50人未満の事業所で働く人が注意すべきこと

法律で定められた産業医や衛生管理者の選任、あるいは職場の健康問題を話し合う衛生委員会の設置は、50人以上の人が働く事業所に限られています。衛生管理者は国家資格ですが、50人以上に限定されています。大工場でなければ専任にはならず、ほとんどの会社では総務や人事、あるいは安全・環境部門に所属していて、他の業務との兼任です。週1回職場を巡視し、設備、作業や衛生状態に問題を見つけたら対応するという責務を負っています。

このような定めのある50人以上の事業所に勤める人は約2468万人です（※19）。総務省が公表した「平成26年度経済センサス基礎調査」によれば、国内の民営事業所に雇用されている人は約5114万人です。つまり、産業医の選任義務の無い50人未満の事業所に勤める人は51・8％となり、過半数に及びます。この2646万もの人たちには、産業医に相談したくともそれができるチャンスはほぼありません。

50人未満では健康問題を話し合う衛生委員会の開催義務も会社にはなく、毎年1回実施されることになったストレスチェックを確実に受ける機会も今のところほとんどありません。また、定期健診でもそのストレスチェックでも、常用雇用であることが対象者の前提となっています。総務省による「平成28年労働力調査年報」によると、約418万人の人は「非」常用雇用のため、事業所規模に関係なく、これらの両方とも受けることができません。

残念ながら、職場の健康管理を定めた労働安全衛生法が施行されてから実に45年以上にわたって、事業所の従業員規模と雇用による健康管理上の格差は放置されてきたのです。

格差問題は健康管理にもあらわれる

現状の産業医のあり方や定期健診のあり方を改めて見直すための有識者会議が行われ、共に平成28年末にその報告書がまとめられています。

そのうちの「労働安全衛生法に基づく定期健康診断等のあり方に関する検討会報告書」で

は、中小企業については、10人から29人の規模では定期健診を実施している事業所の割合が89％に過ぎないので、小規模事業所における定期健診の徹底を図るという点がわずかに記載されているに過ぎません。ここには非常用雇用の人たちに関する言及はなく、格差は置き去りにされているかのようです。

また、「産業医制度の在り方に関する検討会報告書」の主たるポイントは産業医側から見た課題や対応であり、会社側からの情報提供、産業医からの意見の尊重、保健師や国家資格を基に職場の衛生管理の助言と指導を行う労働安全衛生コンサルタントらとの連携が主たる内容になっています。

「小規模事業場における労働衛生管理の促進について」という項目では、中小企業に関するまとめが記載されています。ストレスチェック、健康診断結果に基づく保健指導や就業上の措置、それから長時間労働者に対する面接指導が低調なので、関連する行政通達などを基に労働基準監督署などによる事業所への指導を充実・徹底するとしています。

ここでも専門家を活用する方策を検討するという、大雑把な書き方に終わっています。そして、非常用雇用の人たちへの対応は触れられていません。

働き方改革では「同一労働同一賃金など非正規雇用の処遇改善」が謳われています。常用雇用の意味は、期間の定めが無いか、採用時から1年以上の継続が見込まれている場合のことで、非正規雇用とはもちろん意味が異なります。派遣社員、期間社員、契約社員、パート、アルバイトであっても常用雇用にはなり得ます。しかし、非正規雇用の問題を取り上げたからと言って、非常用雇用で働く人たちの健康管理がおざなりでよいわけはありません。

実は平成19年にも産業医のあり方や養成に関する有識者会議の報告書が公表されています。その「産業医・産業医科大学のあり方に関する検討会」の中でも、中小企業の労働者に対する健康管理の課題が列挙されていて、その中には50人未満の小規模事業所では定期健診の実施以外には何もしていないところが過半数であるとしています。

また、そのときにも、産業医の選任を50人未満の事業所でも検討していくとしていますが、10年を経た有識者会議でも具体策に関する提案は無いままです。各地区の医師会の協力で産業医的な支援の努力が続けられてはいますが。

このように中小零細企業へのカバーは本当に乏しいまま放っておかれています。同時に、雇用の違いによる健康管理上の大きな格差も当分の間、改善の見込みはありません。

大企業をモデルにした弊害

一方で1000人以上の事業所は、法律に基づいて産業医が専属の形で常駐しています。先ほどの「産業医制度の在り方に関する検討会」の報告書に添付されている資料には、「平成22年労働安全衛生基本調査」と、総務省統計局による「平成26年経済センサス調査に基づく、産業医の選任に関する表」が掲載されています。そこには1000人以上の規模では1944事業所あり、そこで働く労働者は377万人と記載されています。

専属の産業医の場合、少なくとも3日半以上は企業内に常駐していることになります。総務局統計局がウェブ上で公表している「平成28年労働力調査年報」を確認すると、役員を除く母数となる労働者数は5372万人ですから、そのうちたった7・0％の人たちだけが手厚い健康管理を受けていることになります。

法律的には50人以上に産業医の選任義務がありますが、999人でも常勤である必要はありません。一方で3000人を超えると産業医は2名の専属となります。実際には超大手の中には1500人から3000人に1人の割合で常駐の産業医を置く方針を貫いている有名企業もあります。つまり、健康管理の基本的な枠組みは、働く人全体から見ると14人に1人だけのためにデザインされているようなものです。

このように企業間あるいは雇用による格差が固定化していることには、いくつか理由があります。例えば有識者会議の専門家としてのメンバーに入るのは、研究者にせよ、実務家にせよ、現在、超大手企業に勤めているか、そうした経験を基に調査研究を行っている人だけです。専門家としては妥当な意見を言えても、中小零細企業や非正規雇用を代表するコメントをするのは難しいだろうなと思います。

また国の立場では、他の施策と同じようにまず大手企業が模範を示して、時間をかけて中堅、中小零細企業に浸透させるという進め方になるのが常です。しかし、労働安全衛生法の施行後、45年を経過してもそうした格差が解消しない状況が続いています。

このように、健康管理は企業間と労働者間の2つの面で、非常に大きな格差が放置されてきたという残念な面を持ち合わせているのです。

最寄り駅の改札から自社ビルまで向かう途中も、Gさんと課長の話は続きます。

「ここぞというタイミングでは、あの会社はちゃんと社長が出てきますね」

「伊達に業界で名が知られてはいないよな」

「でも、もう7年も健診を受けてないっていうのは驚きましたね」
「法律は無いのかな」
「保健師さんの言い方だと健診は会社の責任ってことでした、確か……」
「ということは自分で責任を持てっていうことか」
「中小企業の経営者って大変ですね～」

経営者の健康管理は放置しても構わない!?

はい、Gさん、経営者には定期健診もストレスチェックも用意されていません。なぜなら、これらを定めた労働安全衛生法は会社や経営者の義務として働く人や職場に対する管理責任を定めているからです。経営者は労働者ではないですから、従って会社の健康管理の対象ではありません。私も母校の指示で起業した経験がありますが、教員という立場から社長になった瞬間に定期健診がなくなったことをよく憶えています。

ただ、この点も本来は考慮すべき事柄に違いありません。というのも、「平成26年経済センサス調査」によれば、個人経営の社長とその仕事を無給で手伝っている家族を合わせて

263万人、有給の役員が366万人いるとされています。これだけでも、ざっと600万人以上の人たちは法律上は職場の健康管理の対象外なのです。

大手企業の場合には、税法上は給与扱いになったりして処理が難しいようですが、人事・総務部門が人間ドックを経営者や役員に提供したり、受診を丁重にサポートしているケースがあります。けれども、中小企業の経営者なら「けがと弁当は自分持ち」であるだけでなく、「健康管理も自分持ち」となっているのです。

もちろん、財力があって医師や医療機関にもつてを持つ立場の人もいるかもしれませんが、リスクを背負って事業を進め、雇用を創出している人たちには、健康管理は見向きもしていません。国民医療費の問題が取りざたされていますが、こうして相当な人数の人たちが職場で働いているのに健康管理の蚊帳の外に置かれているという実情があるのです。

第 4 章

ストレスチェックで分かる
会社のブラック度

課長が打ち合わせに向かおうとする部下のGさんを呼び止めます。

「なぁGくん、ストレスチェックはもう受けた?」

「課長、ご心配いただきありがとうございます。幸いメンタルは元気ですから、受けなくてもいいかなと思っていました」

「いやいや、そう言わずに受けてくれないかな? 頼むよ」

「ひょっとして課長、人事から何か言われたんですか?」

「受検率が悪くて、営業部全体はまだ4割しか受けてないのだと」

「なんだか、メンタルな質問って答えにくいイメージで億劫なんですよね……」

2割以上が拒否するストレスチェック

平成27年12月からメンタルヘルス不調の未然防止を謳ったストレスチェック制度が会社に義務化されました。50人以上の事業所では定期健診と同じように毎年1回以上、57項目か、短縮版の23項目のアンケートに回答する機会を提供する必要があります。また、その集計結果を労働基準監督署に報告しなければなりません。

初年度の全国集計が平成29年7月末に公表されましたが、受検した働く人の割合は全体で78・0%、事業所規模によらず77・0%から79・1%とほぼ一定でした。つまり、1000人以上の大企業でも100人未満の中小企業でもストレスチェックを拒否した人は実に2割を超えていたのです（※20）。この2割以上の拒否した人の中にこそ、不調の恐れのある人が含まれているかもしれないのですが。

受検を拒むと、どうなるのか？

ストレスチェックは正式には「心理的な負担の程度を把握するための検査」と言います。働く人が職場ストレスや自覚症状に気付いて、うまく対処することで、不調にならないよう「未然に防止するため」という謳い文句で導入されました。

ストレスチェックは定期健診と違って拒否しても構わないのです。既にうつ病で治療中の人があえて受ける必要は無いでしょうし、それを会社には黙っていたい場合もあるでしょう。メンタルヘルスにかかわる深刻な悩みを職場で尋ねてほしくない人もいるからです。

拒否したい理由は他にもあります。例えば、ストレスに関する質問に正直に回答しても大丈夫だろうかと心配する人も少なくありません。リストラやコスト削減の影響で、人員がギリギリの職場で働かされていると感じている人は、職場でストレスの状況を尋ねられること自体に違和感を覚えるかもしれません。

また、雇用や身分が保障されていないと感じる人は、チェック後の安全が確保されていないと不安を感じて、回答しない可能性があります。そのため、受検を拒む従業員に、就業規則で無理やりストレスチェックの受検を強制したり、懲戒してはならないことが法律で定められています（※21）。

課長とGさんは、下請けの会社と打ち合わせを終えて、社へ戻る電車の中です。

「Gくん、唐突にストレスチェックの話なんかするから、笑いを堪えるのが大変だったよ」

「でもあの会社のメンバー、ストレスチェックを全く知らなかったですね」

「我々は受けろとしつこく言われているけど、そうでないところもあるんだなぁ」

「この間、保健師さんに聞いたら、労基署から指導が入っているところもかなりあるらしいですね」

「ちょっとブラックな感じがするな、あの会社は……」

「会社のブラック度」はストレスチェックで分かる

受検しない人が少なくないということ以前に、ストレスチェックを実施すらしていない会社もたくさんあることが分かっています。

厚生労働省によって公表されている「ストレスチェック制度の実施状況」によれば、義務化から1年7カ月を経た集計でも、毎年の実施が義務付けられているのに実施していないか、実施報告を労働基準監督署に提出していない会社は全体で17・1％もあるようです。

もともとメンタルヘルス対策の実績がない会社は多く、ストレスチェックのようなストレス調査の経験が無い人事などの担当者には難解であると、行政側は理解していたはずです。ですから、これを義務付ける法律が国会で成立してから義務化まで1年半ほどの時間を置いて周知と啓発に努めていました。さらに、ストレスチェックを実施していない会社をいきなり処罰するのではなく、労働基準監督署による調査や丁寧な指導が行われ、さらにはストレスチェックの説明会まで開催し、個別に呼び出すなどの支援も行っているのです。

しかし、現実にはストレスチェック制度の義務化によって、かえって「会社のブラック度」が分かるようになってしまいました。ブラックな面をオブラートに包んで触れないようにしていたのに、それが「剝げ落ちた感じ」と言えるかもしれません。

日本では「従業員のことを大切に」と謳う会社は少なくありません。株主だけを最優先するのではなく、従業員や顧客、地域社会を重視するのが日本的な経営だという見方もあるでしょう。しかし、法的義務であるストレスチェックを実施せず、あるいはおざなりにやりっ放しにするなど、従業員のことを粗末に扱うことが判明した会社もかなりの数に上っています。このほか、チェックを実施しているけれど、それが形ばかりにとどまる会社も少なくありません。初年度では平成28年11月末か翌年3月末までが実施期限だったのに、労基署の指導があってはじめて、重い腰を上げた会社もかなりあります。

職場の健康問題を話し合う衛生委員会を開催し、そこでストレスチェックに関する懸念や意見を従業員側から集めるように会社は求められています。そして、従業員に不利益な取り扱いをしないと説明しなければならないのです。これらを怠っている会社もあります。

実施後には丁寧に評価や判定を行う必要がありますが、受検した人の10％前後と想定される高ストレス者の割合が、それをはるかに超えて高い会社もあります。

反対に高ストレス者の割合が限りなく0％に近いところもあります。この場合、受検した人たちが正直に書いた結果であればよいのですが、パワハラが横行するような職場で回答することで危険が及ぶと考え、嘘を書いていることもあり得ます。

このようなストレスチェック制度の不適切な運営やストレス対策として好ましくない状況は、会社のブラックな面のあらわれなのです。

精神科医が制度導入に反対を表明したわけ

このストレスチェック制度は、厚生労働省が平成22年前半から「うつ病のスクリーニング」を一般定期健診での医師による診察のときに織り込もうとしたのが始まりです。ちなみにその頃は民主党政権の時代でした。

当初、「メンタルチェック」と呼ばれ、「疑いあり」との結果を受け取った人は、精神科か精神保健を扱う公共機関に自主的に相談に行くというスキームが想定されていました。

しかし、会社の健診で肺や心臓の音を聴診されたついでに「うつかどうか」を医師から聞かれるとしたら、嫌だと感じないでしょうか。その上、「うつの疑いがあるから精神科に行って相談してきてください」なんて通知されたら、ちょっとショックですよね。

当時、こうしたプランに対して精神科医の学会が猛反対しました。その理由の1つには、「5000万人以上いる働く人が全員、うつ病のスクリーニングを受け、仮に5％の人が精密検査となって、250万もの人が精神科のクリニックや病院に押し寄せたら、ただでさえ混雑している外来がパンクしてしまう」という懸念がありました。

実際に、精神科の外来に受診するのに自ら出向く人は少数派です。家族や職場の関係者が診察を勧め、同行してようやく受診に至ることが少なくありません。それも、不登校や引きこもり、欠勤など、放っておけない日常生活や社会生活の支障が背景にあり、関係者のサポートがあって、ようやく受診につながるのです。

良心的な精神科医であれば、初診では30分から1時間かけて丁寧に診察してくれます。2回、3回と経過を観察しながら情報収集に努め、病状の変化も見ながら診断をつけていくこともあります。何となく精密検査に来た人を簡単に診る習慣は無いのです。

定期健診で診察を行う医師のほとんどは精神科が専門ではありません。当初案では定期健診の診察の際に疲労、不安、抑うつについて9つ程度の質問をして判定する程度のものでした。ですから、機械的に「疑いがある」と判定された人が精神科の外来に押し寄せてきてはたまらないと、精神科医たちは警戒したわけです。

ストレスチェック制度の紆余曲折

職場の健康管理を専門にする医師や研究者たちの学会も同じように反対を表明しました。それは「医師が常駐しているような大手企業ならチェックを行っても安全かもしれないが、中堅、中小零細企業では、うつ病の疑いがあると判断された瞬間に解雇や雇い止めにされるなど、不利益を被る人がたくさん出る恐れがある」という理由からでした。

心の病に対する啓発が進んできた現在でも「うつ」と分かった瞬間に解雇されてしまう人は少なくありません。その傾向は特に中小、零細企業の方が可能性が高く、そうした実情を知っている専門産業医らの懸念は妥当なものでした。

労働安全衛生法の改正案が提出され、「メンタルチェック」の審議が行われる一方で、そうしたやり方でうつ病などの早期発見が出来るという科学的根拠が不十分であったために、精神科医と専門産業医の強烈な反対が続きます。

その後、民主党が選挙で敗れ、自由民主党に政権交代し、メンタルチェックの導入は立ち消えになったかと思われました。しかし、厚生労働省は再び検討を始め、今度は「うつを見つける」のではなく「不調を未然に防止すること」へと衣替えすることにしました。そして国会での改正案の成立直前に、医師の診察による方式ではなく、現在のアンケート形式へと変更され、義務化されることになったのです。

法案の成立前に厚生労働省から自民党に説明がなされた際、事後措置を確かなものにするために、産業医がいる50人以上の事業所に限定することと、既に治療を受けているような人に配慮して、受検したくない人は拒否しても構わないことになりました。

このような紆余曲折を経て、ストレスチェックは57項目か短縮版の23項目のアンケートに回答し、「高ストレス」との評価・判定となった人に「医師の面接指導」といういわば任意の二次検査が勧められる形式に落ち着いたのでした。

通常ストレスチェックで用いられるのは「職業性ストレス簡易調査票」というアンケート用紙です。アメリカの専門機関で検討され、国内では啓発にも使われてきた職場のストレス理論（職業性ストレスモデル）を参考に日本の研究者が平成9年につくり上げたものです。

正直に答えにくい、これだけの理由

この「職業性ストレス簡易調査票」の構成要素は4つの項目に分けられます。

①仕事のストレス要因（仕事や職場の状況＝仕事の負担、させられ方、チームワークなど）
②心身の自覚症状（疲労、抑うつ、不安、不眠などの有無）
③職場やプライベートの人間関係（周囲のサポート状況＝上司、同僚、家族、友人）
④仕事や家庭生活の満足度

これらには、人間は「①仕事や職場の状況」に反応して、「②心身の自覚症状」が出る。それが高じるとうつ病などの不調や適応障害的な行動の問題に至るが、「③の職場やプライベートの人間関係」が豊かであれば症状（反応）は和らぐ。また「④仕事や家庭生活の満足度」はこれらに影響する、という理屈が反映されています。

しかし、ストレスチェックには上司や同僚に自分の回答を見られたくない質問がいくつもあります。既に受検したことがある方はご存じでしょうが、例えば、「常にたくさんの仕事をしなければならない」「時間内に仕事が処理しきれない」という質問に「そうだ」と答えると、「自分は仕事のスピードが遅い」と告白している気分になりそうです。

また、「私の部署内で意見のくい違いがある」「私の部署と他の部署とはウマが合わない」といった質問に「そうだ」と答えたり、「私の職場の雰囲気は友好的である」という質問に

「ちがう」と回答すると、「職場の人間関係が悪い」と、上司に黙って告げ口しているように感じませんか。

さらに、「私の職場の作業環境（騒音、照明、温度、換気など）はよくない」という質問に「そうだ」と回答すると、職場やオフィスの施設に文句をつけているととらえられるのでは？　と心配になるかもしれません。

その上、「自分の技能や知識を仕事で使うことが少ない」という質問に「そうだ」と答えたり、「仕事の内容は自分に合っている」に対して「ちがう」と回答し、「自分の技能や知識を仕事で使うことが少ない」に「そうだ」と答えたことがバレたら、「与えられた仕事に不満があるの？」と上司が不愉快な顔をしそうですね。

上司と同僚について「どのくらい気軽に話ができますか？」「あなたが困ったとき、どのくらい頼りになりますか？」「あなたの個人的な問題を相談したら、どのくらい聞いてくれますか？」という質問もありますが、「全く無い」と答えた場合には暗に「職場の上司と同僚を信頼できない」と言っているのと同じことになります。

チェックは不調の未然防止のために行うのですから、質問には素直に本当のことを書くことが前提です。けれども、このように正直には答えづらいものが少なくありません。

休憩所でひそひそ話のGさんと課長。何やらGさんが興奮している様子で……。

「ちょうどA社の案件の納期が迫っている忙しい時期だったけど、課長のご指示通りに受けたわけですよ、ストレスチェック！」

「それで呼び出しがあったんだ？」

「『高ストレスにつき、産業医の面接が必要です』って案内がきて、ビックリしました。健康管理室に電話したら、保健師さんに受けにきてと言われまして」

「で、なんでそんなに焦っているの？」

「30分待たされて、産業医と話したのはたった5分ですよ！『特に問題なさそうですね。疲れ過ぎに注意しましょう』って。そんなの言われるまでもありません」

「問題なくてよかったじゃないか？」

「課長はお優しいですけど、部長は厳しいっていうか、冷たい感じのところがあるじゃないですか……」

「いや、まあ数字には厳しいよな」

「さっき、部長とエレベーター前ですれ違ったのですが、いきなり『産業医面接どうだった？』って聞かれまして。私の今年の評価、どうなるんでしょう……？」

医師の面接指導を受けるリスク

厚生労働省は、当初は受検した人の10％程度が「高ストレス状態」だと判定されると見込んでいました。そのうちほとんどのケースでは、Gさんが呼び出されたのと同じように、「産業医の面接指導が必要なのでそのスケジュールを予約するように」と案内されます。

ところが産業医の面接指導を受けたい人は、高ストレス状態であることを人事部門などの責任者や関係者に開示することが前提になっているのです。なぜなら、結果的に残業や出張が制限されたり、治療のために精神科医に紹介されたり、その結果、自宅での療養が必要だという判断が下されるかもしれないからです。

実際に産業医などの医師による面接指導を受けた結果、勤務時間や出張の制限に関する意見が、人事部門を通じて上司に伝えられることがあり、これを「就業上の措置」と呼びます。定期健診の後の就労区分の判定の後に、産業医の意見で就業が制限されたり、就業禁止になったりするのと同じ流れです。

ストレスチェック後の医師の面接指導では、勤務状況に深刻な問題が無いか、精神的な病に陥っていないか、あるいは病状を悪化させないように残業や出張などの働き方を制限する必要が無いかを産業医などに確認してもらうわけです。また、生活習慣や働き方のアドバイスを受けることもあります。

ストレスチェックや健診結果、勤務や職場に関する情報をあらかじめ与えられた医師による面接指導の結果、精神科の専門医に紹介されて治療を受けることになり、それに伴って休業、休職になってしまうこともあるのです。

自分以外の「職場の同僚や後輩が医師の面接指導を受ける」と聞くと不調の早期発見にも役立つだろうと気楽に考えることができても、このような流れをあらかじめ聞かされた人が、案内を受け取ったら「自分は面接指導を止めておこう」と思うのではないでしょうか。

冗談のようですが、ストレスチェックを運営する側の人事部門の方が集まるストレスチェック研修会で「ご自分が面接指導に呼び出されたら受けてみますか？」と尋ねてみると、手を挙げようとしない受講者の方がかなりいるのです。

厚生労働省が公表しているデータ（※22）では、医師の面接指導を受けているのは、受検した人のたった０・６％です。受検した人が大まかに8割だとすると、従業員の２００人に1人しか産業医に相談できていない勘定です。高ストレス者の割合が10％だと仮定すると、そのうち１００人に6人しか医師の面接指導を受けていません。これでは制度として成り立ちませんし、不調の未然防止も覚束ないのです。

人事考課などに影響しないか

医師の面接指導を勧められても受けようとしない理由は「安全が保障されていない」あるいは「情報守秘に不安がある」と感じるからです。

Gさんが部長に尋ねられて真っ青になっているのは、評価を下げられたり、嫌われて飛ばされてしまったりしないかと不安を覚えているからです。

チェックへの回答内容は結果を判定する産業医などの医師だけでなく、案内や結果通知の作業を行う「実施事務従事者」という役割を負った人事部門などの事務職も見ます。「実施者」と呼ばれる国家資格を持つ医師などには守秘義務を期待できそうですが、この実施事務従事者を担う担当者にも一応、法律で守秘義務が定められています。定期健診の結果を取り扱う人が人事部門にいませんか。当然、守秘義務が課せられているはずですね。ちなみに実施事務従事者には、人事権の無い人なら誰がなっても構わないことになっています。

会社側が、従業員が面接指導を受けたり、あるいは拒否したりすることを何らかの理由で快く思わない場合、ご本人にとって不利益な取り扱いをしてしまう可能性が残っています。

ですから、次のようなことを会社はしてはならないと法律で決められています。

■面接指導に関して禁止されている不利益な取り扱い（※23）

〈会社が不利益な取り扱いをしてはいけないケースや対応〉

- 従業員が面接指導を申し出た場合、または反対に面接指導が必要だと案内されてもこれを拒んだ場合
- 申し出たことで不利益な取り扱いをしたり、従業員が面接指導を受けていないのに、あるいは産業医などの意見が無いのに、勝手に就業上の措置を行ってはいけない
- 面接指導の結果、就業上の措置を行う場合
- 産業医などの意見とかけ離れた措置や、従業員の実情を考慮しない措置を行ってはいけない

〈してはならない具体的な取り扱い〉

- 解雇、雇い止め、退職勧奨、不当な動機・目的による配置転換又は降格、他に労働契約法などの労働関係法令に違反すること

これらは常識的にいけないことだと理解できるものばかりでしょう。でも、こうしたことが起きる恐れがあるからこそ、厚生労働省のお達しが出ているわけです。

実際に不利益な取り扱いを受けたと感じたら、労基署なりに証拠を持って相当な覚悟で申し立てなくてはなりません。それは骨が折れるし、立場が弱いと感じるなら、泣き寝入りになるかもしれない。だから面接指導は忌避しようとするのが人情でしょう。

チェックの回答結果を知る可能性のある事務職の人が将来、人事権を持つ管理職に昇進する場合があるかもしれません。偶然、誰かの回答結果を覚えていて、人事異動の参考にする恐れも無いとは言えません。また、医師の面接指導を受けたことが間接的に影響して、上司による評価が下がり、ボーナスを減らされたり、同期に比べて昇進が遅れたりすることが、違法だとされているわけではないのです。

不調の未然防止には限界がある

ストレスチェックでは、メンタルヘルス不調の未然防止を目的とすると厚生労働省は謳ってきました。ところが、ベースラインとなるべき、職場におけるうつ病などの不調者数は正確には把握できていません。

サンプリングされた事業所とそこで働く人にアンケートを配り、職場の安全対策と衛生・健康対策について質問する「労働者健康状況調査」などを用いて、働く人の5割から6割が「職場で強い悩みや不安、ストレスを抱えている」というデータがその代わりに背景として示されています。

他に類推できる根拠として、過重労働やハラスメントを含む職場ストレスにより、自殺や自殺未遂あるいはうつ病などの不調になった場合の療養や休業のための労災補償の実態を表す「心因性精神障害の状況」も利用しています。そして、その申請が平成11年以降増加し続け、いまや年間１６００件近いこともストレスチェックを行う理由にしています。

もしも、制度通りにストレスチェックを行えば、強い悩みや不安、ストレスを感じている働く人が減り、自殺やメンタルヘルスの不調の労災申請は減少していくはずです。これらの情報は新聞にも掲載されることが多く、経過を注視していく必要があります。

実は未然防止の成果が得られるのかについて、一部の専門家はかなり懐疑的です。それには、いくつか理由があるのですが、まず、不調の成り立ちはストレスチェックでは網羅できていないという事実があります。

日本版の「職業性ストレス簡易調査票」の基になったアメリカ発の「職業性ストレスモデ

ル」には、ストレスチェックで標準的に聞かれる57個の質問以外に、次のようなファクター（要因）が示されています。

- 仕事のストレス要因：仕事の将来の不安定さ、部下や同僚への責任、交代制勤務
- 個人的な要因：年齢・性別、結婚の状況、雇用の状況、職位、タイプA性格、自尊感情
- 仕事以外のストレス要因：家庭や家族からの要求
- 行動面の反応：事故、薬物の使用、病気による欠勤

ちなみに、アメリカ型のタイプA性格というのはアグレッシブに競争を好む上昇志向の強い性格傾向のことで、心筋梗塞や他の心身の不調のリスクが高くなることで有名です。横並びが好まれる日本では、職場環境に過剰に適応しようとするタイプが該当するとも言われています。

これらは職場で尋ねるのがはばかられるものや、該当しても会社からは変えようがない事柄です。例えば、家庭や家族におけるストレスとして、夫婦間の揉めごとや子供の不登校などに悩む人がいても、職場では解決できるわけはありません。ですから、職業性ストレス簡

易調査票の質問からは外されています。このように57項目の質問にどれだけ正直に回答し、結果を生かそうとしても、不調の未然防止の効果は最初から限界があると分かります。

さらに精神医学的にうつ病などの精神的な病の成り立ちは、どのような家族に育てられ、囲まれているのか、どのような友人関係だったかということも関係があると考えられています。これには幼少期の虐待も含まれますし、学校での酷いいじめもあるでしょう。

教育歴や収入の違いも発病に違いを生じることが分かっていますし、法律的なトラブルを抱えていることや自然災害や犯罪被害のような惨事の経験も発病の契機になります。その他、心理的な力や社会的な機能、職業的な能力も、発病やその経過と関係があります。未然防止と言っても、すべて解消していくのは終わりのないモグラたたきのようなものです。

従って、今のストレスチェックのやり方では不調の未然防止は極めて困難な目標であると考えられるのです。

上司との対話のきっかけにする

ストレスチェックを実施する一方で、受検する人のプライバシーを守るというお題目が加わり、上司にとって部下の回答結果はブラックボックスとなってしまいました。悪気はなくとも部下がどのような回答をしているのかを気にしている管理職は相当な数に上ります。

以上のように制度上の欠陥やストレスチェックの課題はたくさんあるものの、受ける側としては問題点を分かった上でうまく利用することもできます。

例えば、職業性ストレス簡易調査票の57項目の質問は、ほとんどが上司と対話ができれば事足りる問題ばかりです。仕事や職場の状況について困っているなら、素直に上司に相談できると簡単にストレスの原因が解消される可能性があります。それによって職場の人間関係が好転することもあるでしょう。その結果、仕事の満足度も高くなるかもしれません。

心身の不調を感じているなら、上司にそのことを話して、仕事を一時的に調整してもらうこともできます。プライベートの人間関係についての悩みを聞いてもらってもよいのです。そこで話をよく聞いてもらったり、アドバイスをしてもらったりするだけで、ストレスが軽く感じられることもあります。

ほとんどの働く人は、上司との関係を良く保ちたいと思っているでしょう。上司も同じように考えるものなのではないでしょうか。上司との関係が悪くないと思えるなら、ストレスチェックの受検の際や結果を受け取ったときには対話のチャンスだと考えましょう。

本来、部下のストレスが解消し、元気を取り戻すことは、上司にとってよいことのはずです。部下が仕事に集中しやすい状態を歓迎しない上司はいないでしょう。

このようにストレス解消のヒントは、ストレスチェック制度の中ではなく、その多くは日ごろからの上司と部下との直接の対話の中にあるのです。

ストレスチェックの効果的な活用法

ストレスチェックの使い方を少し工夫すると、自分の仕事や働き方を見直すきっかけにすることができます。定期健診と同じように「シロ」か「クロ」か、という枠組みで結果を見るのではなく、「モニタリング」として、その変化を確認し、その背景を検討するために使うのです。

そして結果に変化のあった場合、その間の出来事を振り返り、うまく対処できたか、あるいはその間の生活習慣がコンディションを保つのに良かったのかを見つめ直しましょう。

ストレスチェックは自分で記入する主観的な評価ですから、「どう感じているか」を確認して、過去と比較して振り返ることに使えるわけです。そのために利用できる質問が職業性ストレス簡易調査票には含まれています。

例えば、「働きがいのある仕事だ」という質問には、「そうだ」から「ちがう」の４択で回答します。働きがいにはもちろん仕事や職場の状況も影響しますが、仕事のことを自身がどのように考えているかも反映されています。もしも、働きがいが感じられないと思うなら、目の前のことではなく、ご自分の手がけている製品なりサービスが地域社会や市民、あるいは公共のためにどのようなよいことを提供しているかを考えてみると思います。仕事を通じて、必ず誰かの役に立つことをしていると再認識できるはずです。

また、「仕事に満足だ」という質問への回答は、「満足」から「不満足」の4段階になります。これは仕事や職業生活に関する全般的な満足度を尋ねる質問です。「満足」であるのなら、概ね元気だと考えることできます。一方で満足でないのなら、何が原因かを考えてみるとよいと思います。

さらに、「活気がわいてくる」「元気がいっぱいだ」「生き生きする」というポジティブな気持ち、感覚を問う質問も大事です。「ほとんどいつもあった」から「ほとんどなかった」という4段階の回答になります。概ね活気があり、元気がいっぱいで生き生きしているのなら、体調はほぼ大丈夫だと言えます。他方、それが無いのなら、何らかの悩みによるのか、生活習慣の問題なのか、あるいは両方が重なっていないかを考える必要があります。

また、高ストレス状態の判定からは除外されているプライベートの状況を尋ねる質問もあります。

- 家庭生活に満足だ
- 配偶者、家族、友人などとはどのくらい気軽に話ができますか?
- あなたが困ったとき、配偶者、家族、友人などはどのくらい頼りになりますか?
- あなたの個人的な問題を相談したら、配偶者、家族、友人などはどのくらい聞いてくれますか?

各々「満足」から「不満足」または「非常に」から「まったくない」の4段階評価で回答します。独身であっても家庭をプライベートと読みかえれば、それがよい状態かどうかが明らかになります。家庭生活に満足であれば、それが仕事や職場でのストレスや悩み、不安に対処する助けになることを思い出しましょう。また、家族が頼りにならない、相談を聞いてくれないなら、夫婦間や家族間の関係を改めて見直す機会にできるかもしれません。

ストレスチェックはそもそも職場で行うものであり、プライベートへの介入を視野には入れていません。しかし家庭生活の不満があり、配偶者、家族、友人から受けられるサポートが乏しいのであれば、そのことに向き合い、大切な人たちと対話するきっかけにできます。

また、通知された結果と内容を眺めて、正直に回答できたかも考えてみましょう。職場の健康度を改めて考えたいときには、「言いたいことが言えるかどうか」がバロメーターになります。言い換えれば、上司や同僚との距離感が近いか、遠いかということです。

上司や同僚に言いたいことが言える職場であれば、1年に1度の受検の機会を待つまでもなく、対話することで、効果的に問題の解消ができるでしょう。もしも、「言いたいことが言えない」と思うのであれば、それを改善する術がないのかを冷静に考える機会としてもストレスチェックを利用できると思います。

第　5　章

会社の健康度は、
メンタル不調で分かる

課長が急いだ様子で自席にいたGさんを呼び、別室に連れていきます。


「あのさ、うちのUさん。来週から病気療養だって」

「えっ、彼女、どうかしたんですか?」

「ここだけの話にしておいてほしいのだけれど、どうもメンタルらしい」

「こんな身近に出るなんて。確かに時々休んだり、顔色が悪かったような……」

「それで、彼女のお客さんのところに急遽行ってほしいんだ」

「分かりました。しばらく、うちの課は1人減ですね」

「Gくん、頼りにしてるよ!」

「はい。でも明日は我が身かも……」

増え続けるメンタル不調者

「うつ」や「メンタル」という言葉が普通に職場で使われるようになったのは、自殺者が3万人を超え、過重労働を強いられた若手男性社員の自殺について、某広告代理店の責任が最高裁で問われた平成12年前後からです。

その後、職場で不調に陥る人は増加の一途となり、平成25年の段階で1年間に不調で連続1カ月以上休業するか退職した従業員のいる事業所は1０００人以上の規模では88・４％、５００人以上1０００人未満では81・２％、中小零細を含む全体でも10％に及んでいます（※24）。また調査までの過去1年間に、メンタルの不調で1カ月以上連続して休業した労働者の割合は全体で０・４％、退職した労働者は０・２％となっています（※25）。

一度は目にしたことがあるかもしれませんが、本や漫画、ドラマや映画にいたるまで、様々な媒体で心の病にかかった人たちが描かれるようになっています。中には自らの体験を告白する内容のものもあります。

落ち込みがひどく、日ごろ楽しめることに興味をなくして、喜びや楽しさが日常から失われていく。あるいは健康の基本と思われる食欲、睡眠が損なわれ、健全な異性への興味も消えてしまうなど、深刻な症状に悩む人がたくさんいます。

メディアの情報だけでなく、厚生労働省による啓発の効果もあって、そうした不調に悩む人がたくさんいるという社会認識も広がってきました。

同僚がうつになると、職場も悩む

ところが、現実の職場の問題は少し違います。Gさんの同僚のUさんのように、うつ病などによって、必ずと言ってよいほど十分に働くことができない就労不能の状態に陥ります。営業課長やGさんたちは早速、その穴埋めに追われていますね。ここが、他の身体の病気とは質の違うところです。

身体の病気とは見え方も違います。もちろん、顔色が悪くなったり、食欲不振や不眠でやせてくることはありますが、奇しくもGさんが驚いているように、周りの人にはよく分からないことが多いのです。

問題はそれだけにとどまりません。うつ病によって落ち込みがひどいなどの症状が出ていても、当のご本人が気が付かないことが多いのです。自らの病を意識することを「病識《びょうしき》」と言いますが、これが無いのがうつ病などのメンタルな不調の特徴です。

病識があれば、自ら病院に行って、診断を受け、内服治療を始めて、仕事の調整を相談できるはずです。けれども、調子が悪いという意識があっても、それが病気だとか、問題だとか、そのようには認識できないケースがほとんどです。症状が進むと欠勤や早退を繰り返すようになり、与えられた仕事がこなせなくなってきます。

上司や同僚は本人よりなお事情が分かりませんし、いまや職場でプライベートな質問はご法度という感じですね。病状と共に職場の状況は悪化していく一方になり、勤怠の乱れから仕事が期日までに完了できない。あるいはコミュニケーションを図れず、その上誤字脱字だらけのメールを送信してしまうようになります。

そのため上司や同僚は困惑し、職場運営は混乱します。ついには周囲の人たちが腹を立て、不調に悩む人を非難するようにさえなってしまうこともあります。

家族や上司が気付いて、精神科のクリニックや病院に連れて行ってくれればよいのですが、不調だという意識の乏しい人を、病院に連れて行くのは至難の業です。まして、行く先が精神科だと聞けば、同意せず抵抗してしまう人が少なくないのではないでしょうか。

スムーズに治療が始まっても、簡単には回復してきません。何しろ、専門医が処方してくれる薬が効いているのかさえ、2～3週間は服用し続けて観察しなければ分からないのですから。

必要だと主治医が判断し、自宅療養がスムーズに決まればよいのですが、そこに至るまでに、上司や同僚の人たちは振り回されたと感じていますから、職場の人間関係はギスギスした状態になっていることもあります。

ほとんどの会社では、業績アップとコスト削減の両立を目指していると思います。従って、不調の人が出ても欠員補充は無いのが普通です。そのことによって、残された上司と同僚の負担感は倍増し、職場のムードがさらに悪化してしまいます。

客先からの帰り道、課長がGさんをビヤホールに誘います。

「Gくん、お疲れ様。とりあえず、乾杯！　今日もご苦労さま」

「ありがとうございます。やっぱ、一口目が最高ですね！　でも課長は大変ですね……。Uさんの穴埋めで大変なのに、こうして気を遣っていただいて」

「いやいや。話は変わるけど、保健師さんによれば、うつは脳の問題なんだそうだ」

「心の病気じゃないんですか？」

「要するに、脳内の機能が低下した状態が続くって話さ。だから休みも長引くと……」

うつ病の原因と考えられているもの

Gさんが疑問に思ったように、うつ病などの不調は「心の病気」というとらえ方が一般的です。しかし、心の動きは脳が司っていることが明らかにされています。ただし、脳科学（大脳生理学・神経生理学）がこれほど発達した現在でも、うつ病や他の不調がどのようにして起きるのかは完全には解明されていません。

詳しい理論はここでは省きますが、簡単に言ってしまうと、他の動物に比べて格段に高度な知能や知性を駆使している人の脳が、複雑な機能を果たせず、正常には働かなくなっている状態がうつ病だと考えるわけです。自覚的には落ち込みや興味の喪失を引き起こし、社会生活の面では、勤怠の乱れやパフォーマンスの低下につながっていくというのが、うつ病のような不調に対する現代の科学的な説明です。

ジョッキを傾けながら、赤い顔をしたGさんが課長に尋ねます。

「ところで営業部長は、Uさんのことをもうご存じなのですか？」

「もちろん、心配されていたよ。『復帰までしっかり面倒をみてやってくれ』と」

「よかった！　それじゃ、私が休職しても〜優しくして〜もらえそう〜♪」
「おいおい、飲み過ぎじゃないか？」

会社幹部や管理職は「メンタルヘルス」が嫌い？

酔っ払ったGさんが営業部長の姿勢を懸念するのは、あながち考え過ぎとは言えません。会社で事業を切り盛りしている幹部や管理職の多くの人は「メンタルヘルス」という言葉を好みません。私は会社の幹部や管理職に従業員や部下のメンタルヘルスを解説する研修や講演を何百回も行ってきましたが、残念ながら「楽しみにしていた！」という参加者はあまりいないものです。

なぜなら、不調によって休業や休職となって働けない人が出るというマイナス面を思い浮かべるからでしょう。もちろん研修では、正しく理解してもらって、日常的なマネジメントに生かしていただくように奮闘するのですが、同時にそうした冷めた反応を見て、正直ヒヤリとした気分になることもあります。

そもそも、幹部や管理職の方にはメンタルヘルスにいわば親和性のない人が多いのです。

なぜかというと、ストレスに対する弱さを脆弱性と呼びますが、やり手でタフな幹部や管理職の多くはこれとは正反対の人たちが多いからです。

たまに、そうした強い人の中には心の病を抱えたお子さんがおられることがあります。また、過去にうつ病などの部下がいて対応に苦労した経験がある方には心の病の問題を理解してもらいやすいという印象があります。

翌日、会社のエレベーターで一緒になったGさん。課長に平謝りです。

「課長、昨夜は調子に乗ってさんざん飲んだ挙げ句、途中まで送っていただいて誠に申し訳ございませんでした！」

「あっはっは。Gくん、記憶はちゃんとあったんだ」

「すっかりご馳走にもなってしまって、本当にありがとうございます」

「まぁ気にするなって。それより今日もUさんのカバー頼むよ！」

「はい、もちろんです。ところで、Uさんの復帰の目安はどうなんですか？」

「保健師さんは、メンタルヘルス不調だから３カ月から半年かかることもあると」

「ええっ。そんなに!?　でも専門的にはメンタルヘルス不調って言うんですね」

どんな状態が「メンタルヘルス不調」なのか

この「メンタルヘルス不調」という言葉は私にとって不思議な言葉です。というのも、職場のメンタルヘルスの専門家は日常的に使うのですが、多くの医療関係者には医学用語とは聞こえないからです。会社関係の人は語感を理解はできますが、改めて意味を尋ねてみると、うまく説明できないと気付くものです。

1990年代にはうつ病のような問題を抱えた働く人を「メンタルヘルス不全」と呼んでいました。心不全や腎不全といった医学用語を彷彿とさせる言葉です。メンタルがうまく機能しない状態を示すために、厚生労働省や当時の専門家が使っていました。

その後、「不全」というイメージよりも、より適切で当たりの柔らかい「メンタルヘルス不調」という造語を厚生労働省が使うようになったのです。同省によるガイドラインで定義されたメンタルヘルス不調を分かりやすくすると、次のような図になります。

このうち、最も深刻な問題には自殺や未遂があります。最新の警察庁による自殺者のデータ（平成28年度）では、その総数は2万1897人で、そのうち、会社などに勤めている人が6324人（28・9％）です。自殺してしまったことを既遂と言いますが、その10倍の未

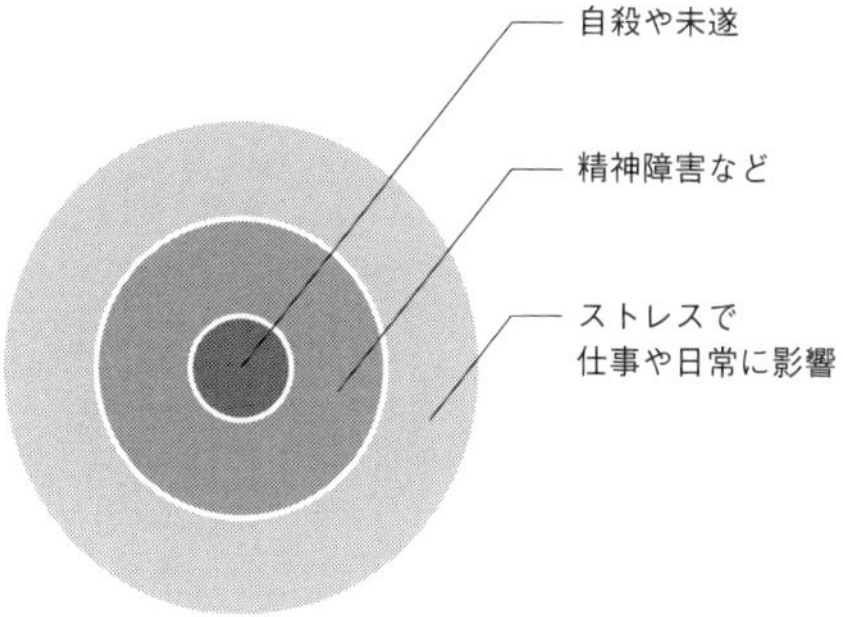

メンタルヘルス不調とは、精神および行動の障害に分類される精神障害や自殺のみならず、ストレスや強い悩み、不安など、労働者の心身の健康、社会生活および生活の質に影響を与える可能性のある精神的および行動上の問題を幅広く含むものを言う

（出典）「労働者の心の健康保持増進のための指針」厚生労働省、平成27年11月改正より

遂事例があると指摘する精神医学の専門家もいます。

その他に、長く医療機関での治療を受けながら、日常生活を自立して送ることができるように支援を受ける必要のある精神障害を抱えた人たちも、メンタルヘルス不調に含まれます。精神医学的には自殺は精神障害の悪化やその経過中の出来事であるととらえることが多いのです。

また、不調には行動の障害も含まれていますが、これは精神医学で取り扱う問題の１つです。例えばアルコールや様々な薬物を摂取し続ける際に起きる行動の問題、摂食障害と呼ばれる拒食や過食に伴う食行動の異常、睡眠障害の中で特徴的な行動が見られる場合、非常に偏ったパーソナリティーに起因する問題行動や賭博や窃盗などのような行為まで、様々な現象が伴います。

職場におけるメンタルな問題の中にはこうした行動の問題があることは、まだ一般的には知られていないところもあります。

いずれにしても、自殺や精神障害は精神科医が専門的に取り扱う医学的な問題ですから、メンタルヘルス不調という名前で呼ばれても違和感は無いと思います。

さらに、メンタルヘルス不調に含まれるのはそれだけではありません。働いている中で嫌なことがあれば、鬱々とした気分になったり、お酒で気晴らししようと思うこともあるでしょう。仕事が詰まって疲労していて、メンタルが元気とはいえないこともありますね。嫌なことが解決したり、気持ちを切り替えることができればよいのですが、別の悩み事が重なったりすると、不眠になったり、イライラして怒りっぽくなったりするかもしれません。

その結果、仕事でミスしたり、家族と売り言葉に買い言葉で喧嘩してしまったら、あるいは、その挙げ句に職場で我慢が効かずに揉め事を起こしてしまったら、ご本人、家庭や職場に何らかの影響が出ていることになります。

このように、ストレスによって日常生活や仕事に何らかの影響が出ている状態もメンタルヘルス不調に含もうではないかというのが、厚生労働省の考え方なのです。

なぜ、職場で不調者が増えてきたのか?

うつ病のような心の病気が増えているのかということについて、根拠とされるのは、3年ごとに厚生労働省で行われてきた患者調査です。

うつ病の類を医学用語では気分障害とか感情障害とか呼びますが、入院中、初診や再診の患者さんの合計にあたる総患者数を見てみると、その増加が顕著です。

「平成26年患者調査の概況」によれば、平成8年に比べて18年間で男性、女性、総数とも等しく2・6倍に増えて、男女合わせて112万人もの患者さんがいます。

健康管理では、原因として職場ストレスを中心に語られることが多いのですが、それ以外にも睡眠時間や運動不足、お酒を飲む量の高止まり、なども関係がありそうです。

啓発が進んだおかげで、不調の方やご家族が精神科医の病院やクリニックを受診しやすくなり、把握されやすくなったことで、見かけ上、その数が増えている面もあるでしょう。

さらに、薬物治療の行き過ぎを懸念する声も一部にある一方で、受診した患者さんをチェックリスト方式で確認し、その状態像から治療に結びつけるアメリカ式の診断方法が浸透して、うつ病などを多めに拾い上げていると指摘する専門家もいます。

その他、社会的、あるいは経済的な影響といった環境要因も患者さんの増加に影響を与えていると見ることもできます。

例えば人間は社会的な動物ですから、人と人との交わりの中で健康を保ち、元気を感じるようにできています。しかし、現代は職場のつながりが希薄になり、プライベートでも単身世帯が増えています。さらに、失業は心身の健康や寿命に影響することが医学的に知られていますが、うつ病のリスクでもあります。安定雇用の時代が終わりを告げていることも、患者さんの増加につながっている可能性があるのです。

なお、職場で問題となるケースには、うつ病のほかにパニック発作を繰り返すパニック障害を含む不安障害、幻覚や妄想に悩まされる統合失調症など、様々な病状を伴う場合があります。また、うつ病の類には、より症状が軽い状態が長期間続くもの、躁状態だけが続くもの、あるいは躁うつの波が激しいものや穏やかなものなど、同じうつと言っても、多様な種類があるとの認識が精神科医の間では一般的のようです。

不調への特効薬はない

もともと元気な働く人はうつの状態を想像しがたいようです。そうした方には例えとして、「インフルエンザにかかって発熱が酷くて、ボーっとしている状態」とお話ししたりします。身体がつらくて、活気もなくなり、テレビを見る気にも、新聞も読む気にもならない。食欲もないし、横にはなっても眠れないという感じ……。

多くの患者さんが悩むこのような不調ですが、今のところ、特効薬はありません。注射一本で不調者の方がパッと明るくなって「もう大丈夫です！」と回復できればよいのにと、産業医やコンサルタントの経験で何度も思ったものです。

薬で治療すると言っても、それは内服や注射で脳に到達する化学物質を注入し、複雑な脳の機能低下を回復させることに過ぎません。その患者さんが、生まれてきてから経験してきた心の傷、酷い体験、うつの引き金になった出来事を無かったことにはできません。

その人の生活習慣や生活リズム、あるいは職場やプライベートの出来事や環境も発病や経過に影響しているでしょう。例えば、離婚問題に悩んでいたり、借金苦を抱えていたりしても、それは簡単には解決してあげられません。

不調の方と接してきて感じる課題は、うまく専門医につながって治療が始まり、病気療養ができても、なかなか安らぎが得られにくいことです。

そうした方々の多くは入院ではなく、自宅療養になります。もしも、一人暮らしであれば、家に一人でじっとしていることになります。何しろ、インフルエンザのような状態が長引いているのですから、食事や洗濯、掃除などは億劫で仕方がないはずです。声をかけてくれる人もおらず、不眠を抱えつつ、生活リズムを整えるのも至難の業です。何より孤独な状態に向き合うことは容易ではありません。

一方で、家族がいる環境で自宅療養を始める場合には、配偶者の方への説明に窮したり、お子さんに自宅で療養していくことをどのように伝えるかに悩んだりします。中にはどうしても説明できずに、数週間の間、背広を着て、出勤するフリをして公園で過ごしていた方もいます。これでは心身のコンディションを回復させるどころか、むしろ悪化させてしまいます。

さらには、職場のことを思うと不安にさいなまれます。例えば、残業代どころか手当も無くなり、ボーナスにもすぐに影響が出ます。経済的な不安がまず頭をよぎるのです。療養中には自分がいなくとも会社は回っていることが嫌でも分かります。まるで毎日、「お前なんか要らない」と言われているようなものです。

こうした苦しさは、上司や同僚にはなかなか打ち明けられません。何しろ働くことができないことで職場に迷惑をかけていると負い目に感じているわけですから。産業医や保健師がもしもいれば、こっそり打ち明けられるのかもしれないのですが。

このように、不調に陥った人は、病状による苦痛や悩ましい状況を抱えながら過ごさなければならないのです。

１カ月後の昼休み。課長がＧさんを別室に呼びます。

「Ｕさん、かなり回復してきたらしい。本人がよくなって、『だいぶ治りました』と電話してきたよ」

「よかったですね。それで、いつから職場に復帰してくるのですか？」

「まだ分からないんだ。保健師さんに聞いたら、『時期は慎重に見極めて、産業医とも相談しましょう』って言われたよ」

「治った」という言葉の温度差

自宅療養中の不調者は、体調が万全でなくとも、経済的な不安や職場に居場所がなくなるという不安、あるいは家族との生活を考えて、少しでも早く職場に復帰しようと焦りがちです。自宅療養を始めた頃より少しでも好転したら、Uさんのように「よくなった。だいぶ治った」と言うものです。

一方で、Gさんは「Uさんがよくなった。だいぶ治ったと言っている」と聞いた場合、職場で十分やっていけるほどの元気さを思い浮かべます。

精神医学的に「治った」と言えるのは、「治癒《ちゆ》」と呼ばれる状態です。薬も要らなくなって、すっかり元気であることを意味します。GさんがUさんのことを聞いて、すぐに思い浮かべたイメージですね。

一方で、だいぶ治ったというUさんは、まだ薬を飲み続け、自宅でリラックスしているのです。状態がかなりよいという意味を込めて、医学用語で「寛解《かんかい》」と呼びます。薬を飲み始めて効いてきた段階でも、患者さんは「治ってきた」と口にするかもしれませんが、この状態では「反応」というレベルだと医学的にはとらえます。

このような「治った」という言葉のニュアンスの違いが、職場復帰の際の障害になることがあります。

ご本人は万全でないけれども、できるところからやっていけばと思って、職場に戻ってきます。一方で、上司や同僚は元通りの働きを早いうちから期待します。どちらも「治った」と言いますが、ここに大きなギャップがあるのです。

うつ病を発病したり、悪化したりという状態を精神科医は「エピソード」と呼びます。主治医の治療の目標はエピソードをなるべく一度にとどめ、再発をなくすことです。そのためには、なるべく万全な状態を保ちたいと考えるのです。

しかし、現実には休職が長引くと雇用や処遇に不利になると不調者は考えます。その患者さんからお願いされれば、主治医は十分な体調とは言えないことを知りつつ「復帰できる」という診断書を書いてしまうものです。

精神科医の多くは、医療機関にくる患者さんしか診ていません。会社で働くことがどういうことかをつぶさに見た経験が無いので、復帰した後の負担や日常的なストレス、通勤の大変さは想像するのが難しいのです。

患者さんが「会社でリハビリさせてもらいます」と言えば、「それはいいね！」と軽くとらえるかもしれません。課長やGさんが聞いたら、「会社は病院じゃないよ！」と反論することでしょう。ここでもギャップが出てきます。

万全とは言えない回復のレベルでは、復帰当初は元気でも、毎日の勤務の負担や気疲れがだんだん出てきます。うつ病では、症状の浮き沈みは普通の自然経過でもあります。風邪をきっかけとしてまた休みがちになって職場復帰に失敗してしまうこともしばしばです。その場合「治っていないじゃないか」という不信感を周囲に与えてしまうこともあります。

会社には不調になった場合のルールがありますか？

こうした不調の人と会社サイドの懸念をなくし、職場復帰が可能であるのかを会社側が判断し、復帰後のフォローを行うという、メンタルヘルス不調者への対応ガイドラインが厚生労働省から公表されて10年以上経ちました。

厚生労働省はこの「心の健康問題により休業した労働者の職場復帰支援の手引き」で、職場における休業、休職から復職の手順のルール化を推奨しています。

こうしたルールを「職場復帰支援プログラム」と呼んで、これを実現する体制や仕組みを会社に整備するよう求めています。また、1人ひとりの不調者に当てはめられた具体的な計画を「職場復帰支援プラン」と名づけています。

これらのルール化が就業規則や社内規程で明確になっていれば、自宅療養中の不調者も自分がすべきことが分かり、不安が軽くなります。会社が職場復帰支援プログラムを踏襲し、50人以上の事業所であれば、産業医にも協力してもらって、職場復帰の可否を判断したり、復帰後のフォローアップも受けられるようにもなります。

ところが、平成27年の段階で明文化された職場のルールがある事業所は18・2％に過ぎず、翌28年でもその運用を含めて実施しているのは17・9％と浸透していません（※26）。うつ病などの不調には特効薬がなく、そのメカニズムは言わば多次元の世界です。不調の再発防止のために原因究明に努めても、必ずしも原因が分かるとは限りません。ですから復帰後の再発をゼロにできる保証はありません。

ときには手探りの状態で復帰の判断をしたり、経過を見ていくことになります。そうしたケースで、主治医と産業医の連携や人事部門の関与、上司のなすべきことを示した「職場復帰支援の手引き」は共通の指針になるものです。

そうしたルールの無いほとんどの会社では、未だにケースバイケースの対応に終始しているのです。その場合には客観的で中立的な判断は覚束ないですし、共通の指針となるものが無いために、不調者の側と職場側の認識のギャップも埋まりません。

また、働き方改革に盛り込まれた、病気の治療を続けながら働く「治療と仕事の両立支援」の中では、身体の問題だけでなく、メンタルヘルス不調もその対象となっています。もしも、こうした職場復帰支援プログラムがまだ無いということであれば、不調者を助ける気持ちが乏しい会社かもしれません。そうした会社は決して健康度が高いとは言えません。

対応できる医師は全国でも僅か

残念ながら、職場でメンタルヘルス不調者の対応を嫌がる産業医がいます。通常の医師の感覚では、精神科は特殊に見えるところがあるからです。また、日本医師会の調査では、産業医の中で、精神科が専門の医師は5%しかいないことも分かっています（※27）。

私自身も会社の人事総務部門の方から「メンタルの対応ができる産業医を紹介してもらえませんか？」としばしば頼まれるくらいです。日本医師会の認定する産業医資格を持った医師は現在、9万人以上いますが、職場での健康管理の実務経験が豊富でないと、メンタルな対応は、それを手がけるのを躊躇する傾向があります。

会社内では弁護士や税理士のように顧問に近い形で選任されている医師であるにもかかわ

らず、「メンタルは診ない」と拒絶する医師も少なくありません。ほとんどの医師には内科や外科といった専門性があり、専門外のメンタルには経験が乏しいので、患者さんのためにも断るのは常識だろうという悪気の無いプロ意識もあるからです。

一方で、メンタルの対応ができる産業医に当てはまりそうな医師には2種類あります。

1つは職場の健康問題の専門家の所属する日本産業衛生学会が認定する専門医で、産業医の実務を手がけることに長けた医師です。公衆衛生といって保健所や行政機関などでの研鑽がベースにあり、病院などでの仕事とは別の社会医学と呼ばれる専門性の土台の上に、産業医としての実務修練を経た医師たちで、その数は日本全国で600名ほどです（※28）。また、精神科医でありつつ、産業医を積極的に手がけるなど、職場の問題に長けた医師が250名くらいいます（※29）。若干の重複を考慮すると、職場のメンタル対応に長けている医師は、最大で850名くらいしかいないことが分かります。

1000人以上の事業所は先に説明したように2000弱あり、常勤の形で専属の産業医を置く必要があります。このような大手であっても、メンタルな対応をお願いするとしたら、条件に該当する医師はその半数にも満たないことになります。

まして、こうした専門医の多くは既に超大手企業に就職しているか、大学などの研究者であるか、精神科医の多くは病院やクリニックで働いています。ごく限られた専門の産業医が開業し事務所を構えていますが、まだ少数派です。反対にそうした医師が確保できない会社では、労働者健康安全機構という団体が運営する47都道府県の産業保健総合支援センターや各地域にある医師会の窓口に相談するしかないのが現状なのです。

職場の健康度は、パワハラ対策でも分かる

さて、現在、働き方改革実行計画でも注目されているメンタルヘルス対策の課題の1つが「パワーハラスメント」、いわゆるパワハラです。

この言葉は平成13年に主に男性から女性に対するセクハラを基にして、男性同士のいじめや嫌がらせに対して、株式会社クオレ・シー・キューブの岡田康子代表らがつくった和製英語です。

その後、いまやパワハラは日常会話で使われる言葉となって、厚生労働省や専門家と関係者による会議によって、「パワーハラスメントとは、同じ職場で働く者に対して、職務上の地位や人間関係などの職場内の優位性を背景に、業務の適正な範囲を超えて、精神的・身体的苦痛を与える又は職場環境を悪化させる行為」と定義されています。

こうした執拗ないじめや嫌がらせの問題は年齢、場所、地域や国に関係なく、どこでも起こりうることだとして、ＩＬＯのような国際的な機関でも問題視されています。

精神障害に関する労災補償の請求でも、そうした行為が職場要因として認定されることが多く、かなりの数が因果関係を認められて、支給決定の判断がなされています。

セクハラも一種のパワハラとして見ることもできますが、こうした甚大な影響を見てみると、まさに最悪の職場ストレスと言ってよいのではないでしょうか。

ところが、これだけ大きな影響のあるパワハラですが、実は数多くの働く人が経験し、泣き寝入りしていることが分かっています。厚生労働省による「平成28年度職場のパワーハラスメントに関する実態調査」などでは次のような現状が明らかにされています。

- 労働者の32・５％は過去３年間にパワハラ被害にあっている
- パワハラを受けた労働者の40・９％は対処が何もできなかった
- 都道府県などで受け付けている仕事や職場に関する民事上の個別労働紛争の相談内容では、いじめ・嫌がらせが最多で増加傾向（７万９１７件「平成28年度個別労働紛争解決制度の施行状況」）

何と、働く人の3人に1人がパワハラを受けていて、うち4割、つまり全体の13・3%、7人から8人に1人は泣き寝入りしていることになります。

これに対して、厚生労働省は、パワハラのタイプを6つに分けた上で、会社に対して対策を行うように求めているのです。

〈パワハラの類型〉

- 暴行、傷害：身体的な攻撃＝鉄拳制裁などの暴力など
- 脅迫、名誉毀損、侮辱、ひどい暴言：精神的な攻撃＝「給料泥棒」と罵るなどの人格否定発言など
- 隔離、仲間外し、無視：人間関係からの切り離し＝昼食や飲み会にあえて呼ばない仲間外れなど
- 業務上明らかに不要なことや遂行不可能なことの強制、仕事の妨害：過大な要求＝過重労働をわざと強いる
- 業務上の合理性なく、能力や経験とかけ離れた程度の低い仕事を命じることや仕事を与

えないこと：過小な要求＝窓際に追いやる
・私的なことに過度に立ち入ること：個の侵害＝ソーシャルメディアで友達にしろと強要し、個人的な情報を見続ける

〈予防措置として求められている対策〉
・トップのメッセージの公表
・ルールの策定
・実態の把握
・教育・周知

〈対処・対策〉
・相談や解決の場の設置
・再発防止策

ご自分の会社や職場でこれらの対策が確実に行われているかを考えれば、職場の健康度が

分かると思います。

パワハラを受けたときの対処法

職場の健康管理の経験から、執拗ないじめや嫌がらせを受けたと感じた場合にはいったん、職場から距離を置くか、逃げ出した方がよいと考えています。というのも、パワハラを受けたことを我々の心身はあたかも惨事のように認識してしまい、その健康への影響があまりにも大きいからです。

例えば、その状態を繰り返し思い出し、夢に見て、その現場（つまり職場）に戻ることができないなどの状態になり得ます。その人のストレス耐性によって、数日で回復する場合もありますが、長期にわたって症状が続く心的外傷後ストレス障害（ＰＴＳＤ）に陥ることもあります。

また、それが原因で適応障害やうつ病が引き起こされたり、もともと持っていたメンタルヘルス不調が再発してしまう場合もあります。

多くの人は不眠となり、腰痛や頭痛を強く自覚するケースもあります。もともと生活習慣病があってハイリスクの人は血圧の上昇を招き、脳卒中や心臓発作の引き金になることもあります。さらに健康に悪いストレス解消が行われて、酒の飲み過ぎの状態が続いて、アルコール依存が助長される可能性もあります。

職場のストレス理論から見ると、周囲のサポート、職場の絆とも言える社会関係資本が消失し、繰り返される体験から、抵抗できないようになってしまう学習性無力感と呼ばれる状態にもなり得ます。その結果、心身の健康に害が及ぶのです。

もしも、ご自身にパワハラやセクハラを受けているという自覚があるなら、心身の健康に深刻な悪影響が及ばないうちに相談するようにしましょう。社内や社外に相談窓口が設置されている場合もあります。また、Gさんの会社のように産業医や保健師さんがいれば、健康相談をお願いして、健康状態を診てもらいながら、とるべき対処についてアドバイスしてもらうとよいと思います。

第　6　章

期待できる健康管理は、どうやってつくるか

改めて見直したい生活習慣病の危険性

私は医師免許取得後に、専門的に産業医をするつもりで、企業に就職し、同時にその企業立の病院で3年間の研修を受けました。その後は大工場で働く人たちの健康管理に携わりながら、そこの診療所で外来を担当し、病院の当直、あるいはがん検診にもかかわりました。医療機関で働く平均的な臨床医の人たちと比べて診療活動の経験は乏しいことを自覚していますが、それでもかなりの数の患者さんをお世話したり、看取る経験をしました。

緊急で入院したり、亡くなる直前に、患者さんから、それまでのことを後悔しているとお聞きしたり、そうした様子を拝見することが少なくありませんでした。お酒を控えればよかった、タバコを止めておけばよかった、もっとダイエットしておけばよかった、血圧の薬を飲んでおけばよかったと、病院の中で後悔を口にする患者さんがたくさんいます。

肝機能の悪いGさんやメタボ気味の営業課長に保健師さんや産業医がどれだけ親切にしてくれたとしても、それはほんの数十分の会話に過ぎません。取るべき対処の方法をよく聞いたとしても、それで肝機能がどんどん改善していくわけではありません。

働く人が本格的に糖尿病の治療を受けることになったら、かかりつけ医をつくって、通院を始めて、内服治療が始まります。同時に定期的に高血糖による微細な血管への影響と合併症の確認の検査を受けることになります。

具体的には網膜の状態を確認する眼科の診察、腎臓の障害のチェックのための血液検査や尿検査を受けるのですが、問題は糖尿病が今のところ不治の病だということです。血糖の状態を内服薬で押さえ込んでも、いったん破綻してしまった血糖をコントロールする体内の仕組みを（これを耐糖能と言いますが）元通りにできる治療法は今のところありません。

糖尿病は初期には自覚症状がありません。そうした点も糖尿病の経過をかえって難しくするところがあります。また、進行すると、のどの渇きや頻尿、血圧の低下などによるふらつきを感じたりするようになります。

高血糖がひどいと意識をなくしてしまうこん睡状態になって、命の危険にさらされる患者さんもいます。また、血糖値が上がるだけではなく、コントロールできない状態から「ドーン」と血糖値が下がる低血糖発作も起きることがあります。これが作業中や通勤中に起きると大変です。異常を自覚して座り込んで休むなり、ジュースでも口にすることで血糖値が戻ればよいのですが、失神したり、意識が朦朧としたりすると、事故やけがにつながることもあります。

糖尿病が進行していくと、15年から20年の経過を経て、失明や腎不全による透析治療、あるいは血行障害による手足の壊死に対する切断などへの処置に至ることがあります。最終的な経過は本当に厳しいものがあります。こうした末期とも言える患者さんが職場にいるわけではないので、Gさんや営業課長のような人は将来の状態を想像することなく、毎日を過ごすことになるのです。糖尿病による腎不全で透析治療を受けた場合には、その後の生存率は進行したがんと同じくらい厳しいと指摘する専門家もいます。

主体性を持って考えることが重要

職場の健康管理は、危ないのがどこかというヒントをくれるに過ぎません。対処法を実行できるかどうかは自分次第です。受け身でいる限り、健康状態を改善することは困難です。

例えば、タバコやお酒、甘いものやカフェイン、あるいはスマホやタブレットの使い過ぎは自動的には止められません。「いやいや保健師さんが毎年、注意してくれるでしょう?」というGさんの声が聞こえてきそうですが、一般定期健康診断で有所見者への保健指導は会社側に課せられている努力義務です。言い換えれば、「実施した方がお勧めですよ」と行政が会社に示しているものに過ぎません。

定期健康診断や保健指導は1年に1度しかチャンスがありません。つまり、1年の1日か2日だけ、健康状態をチェックして振り返るだけの仕組みです。残りの360日以上は、日々、第1章で説明した消費による健康影響と疲労の蓄積が積み重なっていくのです。

生活習慣病の進行をドミノ倒しで説明しましたが、倒れ始めたドミノを止めたり、もう一度、立て直す術を現代の医学は与えてくれません。

ですから、自分でドミノがこれ以上倒れていかないように改善するしかないのです。受動的に流されるのではなくて、主体性を持って考え、能動的に行動するしかありません。

健康の「リテラシー」を身に付ける

読み、書き、考えるという言語の力を示す「リテラシー」という言葉があります。転じて、ある分野における知識を持ち活用ができるかどうかについても、リテラシーと呼ぶようになってきました。例えば、PCやタブレット、スマホを使いこなせないと、いまや仕事にならないという環境で働く人が少なくないと思いますが、こうした場合には「ITリテラシー」と表現しますね。

同じように、健康管理の分野でも「ヘルス・リテラシー」という言葉を専門家が使うようになりました。ここで働く人の立場でヘルス・リテラシーを考えてみると、次の2つの事柄が両立できている状態を意味します。

①健康管理の正しい知識と自分の健康状態への正確な理解があること
②健康上の課題があれば、正しく効果的な対処ができること

このリテラシーについて、過去に興味深い経験をしました。同じ年くらいの日本人とアメリカ人の男性から、健康相談を受けたときのことです。お二人は同じような症状を持っていたのです。

日本人の場合：「先生、○○○という感じで痛いのですが、私はどうすればよいのでしょうか？」

アメリカ人の場合：「ドクター、私は○○○という痛みを感じていて、インターネットなどで調べたら、AとBとCという3つのオプションがあると分かった。専門的な医師であり、同時に日本の医療を知る立場で、どれがベストか教えてください」

どちらのヘルス・リテラシーが優れているかは明らかですね。当時、ネットが会社で使わ

れるようになって、それほど経たない時期でしたが、アメリカ人の方の、問題を感じてできるだけ情報収集しよう、自分で対処しようとする姿勢に驚きと感銘を受けました。

現在では、一般の方でも分かる医学的な情報を働く人が手に入れることは難しくないと思います。主体性を持って行動しようとすることだけでなく、この健康に関するリテラシーを磨くことが大切なのです。

健康情報のポジション・トークにご注意

生活習慣病やメタボを抱えた働く人がたくさんいる一方で、健康や元気さに関する情報はネットやメディアに氾濫しています。

ヘルス・リテラシーを高めるために、そうした情報を見る場合には、その背後にビジネス的な意図がないかをよく考える必要があります。

第1章で消費と健康影響との関係を説明しましたが、健康について発信されている情報にはそれを発信している側の利害が込められている場合が多いのです。

例えば特定の成分の入ったサプリメントや食品、飲料を強調する宣伝と、それを使用した有名人やユーザーの様子、あるいはコメントを目にすることが多いと思います。その宣伝はそれを売りたいから出しているのであって、慈善事業をしているわけではありません。

そして、効果があったというコメントの横に小さく「個人の感想です」と言い訳がありますね。それは科学的な検証を経ていない証拠です。

仕事柄、多数の人とお会いしますが、私が医師であることを知っておられるので、親しくなるとよく相談を受けます。その中で多いのが「〇〇〇は効くのでしょうか？」とか、「〇〇〇は有効ですか？」という質問です。

真面目に「この化粧品は美白にいいものだ」と販売する責任を考えると、例えばサンプルとなる複数のモデルさんたちの右側にだけ、数週間や数カ月間塗ってもらう必要があります。その上でモデルの顔の左右を数週間から数カ月後に客観的に比較検証しなければなりません。さらに、害が無いことを示すために数年は観察することも求められるでしょう。

十分な数のモデルさんを集めて、「効いた」「ある程度効いた」「効かなかった」「悪くなった」という4段階くらいにわけて、統計学的に確かに効いたと言えるレベルかを見せるべきだと思いませんか。もしも、本当に効果があると確認できたら、「これを使用すると〇週間後には、肌が白くなる確率が△％です」という宣伝文句になるはずですね。

しかし、こうした顧客や消費者のために正確さを期した情報は残念ながらこれまで見たことがありません。消費者に対して本当に誠実な会社であれば、テレビやネットの宣伝では、見た目のいいタレントさんや女優さんの華やかな様子ではなくて、左右の肌の色が確かに違ってきたモデルさんの顔が登場することでしょう。

健康によいとか、元気が出るとか、若さを保つなどの謳い文句で売られているサプリメントや健康食品の中には、科学的な検証を行った形跡が無いまま大手メディアで紹介されているものがたくさんあります。そうした情報を冷静に見てみると、マーケティングや顧客満足を満たすことに力を入れていることが分かります。

健康に関する情報にはそうした会社側の売りたいという欲が隠されていることが多く、その点を注意してみることも、健康に関するリテラシーのためには大切なことです。

自覚症状に耳を澄ませてみる

どのような人でも、日常的に腰や肩に痛みがあると何とかしようと動き出しますね。常備薬の箱から痛み止めを探したり、ドラッグストアに出かけて薬剤師さんに相談したり、いよいよ深刻になったら整形外科のクリニックを受診してみたりします。

ご本人にとって、痛みを感じるので大変ですが、生物学的にはとても正しい仕組みと行動です。この痛みのシグナルを感じる仕組みは人間にとって太古の昔から同じです。痛みの信号は、手足などの末端の受容体や神経を介して、脳に伝わります。そうすると、その個体は痛みを避け、悪化させないように気を付けます。あるいはけがや病気が治りやすいようにおとなしく過ごすようになります。そうすると傷や病気が治る可能性が高くなります。

現代では、インターネットの発達で、症状に合わせた対応の情報が医療機関や行政機関、専門機関から大量に発信されています。あらゆる症状に関する解説を見ることができて、かかるべき医療機関や専門科も分かりやすくなっています。

痛みが分からなければ大変ですね。けがや病気だと気付かないわけですから、悪化させたり、さらに大きなけがや病気につながってしまうかもしれません。

疲労や疲れたというシグナルも痛みと同じように大切です。けれども、それを無視している人が実にたくさんいます。疲労感や疲れたときには休息するしかありません。それ以外には方法が無いのですが、無視しようとする人が多過ぎると思います。

その他、疲労以外にも不眠や食欲不振、はっきりしない痛みなどについても放置している人が少なくありません。自律的に元気を回復したり、保ちたいのであれば、もっとご自身の自覚症状、それから体調やコンディションに敏感になる必要があると思います。

個人的な問題で困ったときには、どうする？

少子高齢化と共に親や夫婦間の介護の問題が、マスコミや各種媒体で取り上げられるようになりました。昭和の頃には、介護は子供や嫁の役割という社会認識が強く、社会資源や社会保障制度を活用する考え方が出てきたのは、平成年代に入り、介護保険制度などが整備されてからです。けれども、未だに介護を理由に退職に追い込まれる人が後を絶たず、働き方改革の中でもそれが課題として取り上げられています。

ところで、介護の問題は働く人にとって重大な健康リスクであることをご存じでしょうか。両親のために自宅を建て直し、その両親を引き取って介護に忙しくしているうちにうつ病となり、その両親を残したまま自殺してしまうというケースもあります。また、同じように介護している中で心筋梗塞を発症し、一命をようやく取り留めた人もいます。

介護は経験してみないと分からないところがありますが、心身の負担が膨大です。けれども、未だに「介護は自分持ち」という社会的な見方が残っています。

その他、共働きで育児を始めたところ、妻の側がうつ病となり、自殺してしまうこともあります。あまり表には出ないお話ですが、離婚のような夫婦間の問題、あるいは子供の不登校や引きこもりなど、実際に職場の健康管理に持ち込まれる相談は多岐にわたります。

それらはプライベートな問題として片付けられてしまうところがありますが、ここで挙げたケースのように、働く人の健康に深いダメージを与えます。

もしも、こうした問題を抱えているなら、Gさんや課長さんのように、産業医や保健師さんの健康相談の枠組みを使うとよいと思います。

介護を受ける高齢者は、一般的によく知られるようになった認知症以外に、がんや脳卒中、心臓発作など、医学的な問題を同時に持っていることがほとんどです。また、医師や保健師さんが老人医療の専門家でなくとも、どのような病院に連れて行けばよいか、介護に困った場合に市町村の窓口に行くことぐらいはアドバイスしてくれると思います。

夫婦間の問題や子供の不登校の悩みなどは、医学的、あるいは医療職には親和性のある心理学的な側面がありますから、自覚症状を感じたときと同じように産業医などの専門家に相談してみるとよいと思います。

健康相談を利用するとき、気を付けたいこと

ところで、産業医に相談するのにコミュニケーションをとる際には、考えておいた方がよ

いポイントがあります。

まず、相談内容をまとめておくことが大切です。混んでいる病院や外来のいわゆる「3分診療」のようにはならないと思いますが、よく分からない問題を1時間もかけて、じっくりと聞いてくれる時間的な余裕は産業医には無いと考えた方がよいでしょう。産業医の職務と権限の強化が法律で整備されつつありますが、その理由の1つは、定期健診だけでなく、ストレスチェック制度や長時間労働を行った人への面接指導の仕事が増えているからです。ですから、相談の内容をあらかじめ箇条書きにするなどして、まとめておきましょう。紹介してほしい専門科や医療機関があれば、事前に名前や場所や地域を確認しておくとよいと思います。

さて、実際に産業医と対面したら、専門が何なのかを尋ねてみるとよいと思います。もしも産業医が専門だということであれば、病院勤務のフルタイムでの経験やその年数を確認したいところです。これは保健師さんの場合にも言えることですが、職場の健康管理は医療ではありませんが、机の上で勉強する医学的な知識だけでなく病院での診療や看護の経験もあった方がよいからです。

医師の場合には内科でも外科でもよいので、基礎的な認定医や専門医の資格を持っているのか、そのレベルにあるのかを挨拶代わりに尋ねてみましょう。例えば糖尿病の相談をするならば、糖尿病の患者さんが経過をどのようにたどり、最後にどのようになるかを診て、治療した経験があった方が有益なアドバイスがもらえるからです。

一方で産業医そのものが専門である場合には、会社側とのやり取りや健康管理の仕組みについて法律を含めて詳しいと思います。もしも、そうした面の悩みがあるならざっくばらんに相談してみるとよいでしょう。

外科とか内科が専門の医師の場合には、産業医の経験や産業医として職場にやってきている理由を尋ねましょう。産業医の仕事は医療でなく、法律に基づいた対応が中心です。しかし、産業医の経験が乏しいと正直に話してくれる医師なら、診療面の素養は反対に十分かもしれません。そうした場合には、症状に基づく対応など、病院に受診したときと比べて長めに話を聞いてもらうチャンスだととらえて、丁寧な助言を求めるとよいと思います。

変化の時代にも、元気を保つために

研修や講演の場でストレス社会を説明するときの例えとして、この30年ほどの電話の変遷を紹介しています。1980年代半ばまでは黒電話が普通でした。その後、留守番電話機能が追加され、子機ができたり、ファクシミリが使えるようになっていきます。１９９０年代後半から携帯電話を持つ人が増え、それからガラケーと呼ばれるタイプに変わり、現在はスマホ一色になりつつあります。その場にいない人とのコミュニケーション手段としての機能は変わらないのですが、製品と仕組み、サービスは激変しました。

研修や講演では、「黒電話を製造していた人たち、固定電話をつくっていた人たちはいま何をしているのか？」というように参加者の方々に問いかけて、この変化の激しい時代のストレスについて説明しています。

激しい変化を好む人は少数派で、大多数の人はあまり変化を好みません。人事労務に詳しい人は「パレートの法則」と呼んで、変化への反応は2対8ないし2対6対2に分かれると、その比率を示していますね。

政治経済だけでなく、我々の日常も変化が避けられません。例えば、ガソリン車はやがて消えていき、車を所有することもなくなり、電子化された自動車を必要に応じてレンタルし、乗るときはいずれ自動運転となることでしょう。

そうした変化の激しい時代の健康管理の手法は、健康管理の専門家にもアイディアがまだありません。医療でもＡＩの活用の実験や検証が始まっているようですが、定期健診やストレスチェック制度あるいは長時間労働者の健康管理のありようも、世の中の変化に引きずられるように変わってくるはずです。

つまり、変化はあって当たり前だと発想することが大切なのです。何か思わぬことがあっても、「あって当然だ」と思うのか、「あると思わなかった」と考えるのかでは、ストレスの感じ方が違います。

そうした新しい考え方にトライしつつ、これからの変化に応じた健康管理のよりよい方法を選択していただきたいと思います。

個人的な危機への備えを、真剣に考える

昭和の頃には定年退職は55歳で、特に男性はその後、程なく脳出血で亡くなるケースが多くありました。それが60歳定年を経て65歳までが標準的な就労となり、果ては70歳以上へと延びつつあります。

日本人の平均寿命が世界有数のレベルにあることは有名ですが、一方で「健康寿命」といって、他人の手を借りずに生活を送ることができる年齢にも注目が集まっています。この平均寿命と健康寿命の差は大まかにいって介護を受ける期間に相当しますが、男性も女性も

10年前後となっています。

こうした長いスパンで考えると、健康的な習慣を送り続けることが重要だと分かると思います。

健康寿命に目を向けると、生活習慣病やがんが注目されがちですが、実は1人で自立した生活を送ることができるかどうかがポイントです。身体が動いても、炊事や洗濯、掃除といった基本的な家事ができなければ健康長寿とは言えません。

日本では、共働き家庭でも家事負担は女性に偏っていると言われています。けれども、長く健康寿命を保ちたいのであれば、仕事以外の頭と身体をフルに使う家事労働は持ってこいです。

また一生のスパンで見ると、男女とも約半数の人ががんと診断される可能性があり、そうした病気以外にも、親の介護や配偶者の重病など、思わぬ出来事に遭遇する可能性が高いのです。

例えば、戦前の村社会であれば、栄養状態や医療技術のレベルなどによって、村の中で亡くなる人が時々出て、それも高齢者だけでなく、若者だったり、ときには幼い子供だったりと、いろいろなことが起きていました。

当時は死ぬことや動けない状態は日常的なものであり、個人的な危機の理解も覚悟もあったと思います。しかし、高度経済成長や核家族化、情報通信や医療技術の進歩によって、人間が太古の昔から経験していた危機や死が非日常的なことになってしまったのです。

これからは、少子高齢化を背景として、死や老い、介護や突然の重病が日常的に、それも就労しているうちに起きるようになるでしょう。そのときの備えを真剣に考える時期にきているのです。

例えば、がんになったときの問題は就労不能です。そうした状態への経済的な手当てを用意しておく必要があります。

また、会社の中での休業、休職、復職のルールも確認し、熟知しておきましょう。働きながら治療を受ける人を支援する仕組みを行政は会社に求めているので、時宜を得ているのではないかと思います。

そうした準備も大切な健康管理だと考えて、早めに取り組んでいただきたいと思います。

「社会的な健康」に目を向けること

さて、この本で度々出てきたGさんと課長さんの様子を見て、どのように感じましたか？

上司、部下としての礼儀が言葉遣いも含めて守られ、基本的に仲良しで、信頼し合い、互いに敬意を保ちながら接している感じだったと思います。

人と人のつながりはストレスの感じ方やストレスの耐性に関連します。精神的な健康と身体的な健康は互いに関係しますが、その両方に影響を及ぼすのが、その人を取り巻く人間関係を含む環境です。例えば、失業は病気や死亡のリスクを高めますが、一方で失業に使える薬はありませんね。

こうした観点での健康を社会的な健康と呼びます。この社会的な健康を維持することは、健康や元気を保つために、非常に重要です。これを考えることは、言うなれば、平面的ではなく、立体的に健康を考えるというイメージです。

ところが今のところ、社会的な健康の維持には、職場の健康管理は役に立ちそうにありません。唯一、ストレスチェック制度の中では、周囲のサポートの質問があり、これらは社会的な健康度を測っていると考えることもできます。

しかし、「どのくらい気軽に話ができますか？」「あなたが困ったとき、どのくらい頼りになりますか？」「あなたの個人的な問題を相談したら、どのくらい聞いてくれますか？」という問いに対する回答が悪くとも、それに対する具体的な処方箋が健康管理にあるわけではありません。

また、配偶者、家族、友人に関しても同じ質問が用意されてはいますが、その結果が悪くとも、必ずしも保健師さんから有効な助言がもらえるわけではありません。

しかし、これらの測定結果は、受検した人の社会的な健康の状態をリアルタイムで反映しているのです。そのことを、主体性を持って眺めなくてはいけません。

社会経済的な側面が人間集団に及ぼす影響やその因果関係を探る学問分野を社会疫学と呼びます。当たり前のようですが、社会経済的な豊かさは病気を減らし、寿命を延ばすことが分かっています。職場の健康管理が対応してくれないのであれば、自分で客観的によく考えて、取るべき行動を考え、実行するしかありません。そして、具体的に悩みごとがあればそれに対処することはご自身の健康管理としても大切だ、と意識していただきたいと思います。

変化や危機についても触れましたが、そうした場面で最も大切なことは、助けてくれる人をどれだけ持つことができているのか、ということです。日ごろから職場以外の人間関係を豊かにしたり、パートナーや家族と向き合うことが大切なのだと思います。

健康は働く人の大切な資源

働く人は健康であることは大切だと分かっていながら、健康であることを目標には暮らせないと思います。病気になるのはもちろん困るし嫌なことでしょうが、だからと言って、四六時中健康のことだけを考えているわけにはいかないでしょう。無理をしてでも、困難を乗り越え、仕事をやり遂げなければならない瞬間もありますね。

狭い意味での健康は心や身体の健康として考えることができます。一方で広い意味での健康は社会的な健康だけでなく、生きていることそのものとの関係があります。例えば、厚生労働省は「人生の目的や意義を見出し、主体的に人生を選択すること」を「人間的健康」と呼び、休養や睡眠を取ることで心の健康を保つ重要性を説いています（※30）。

少子高齢化に伴う影響やグローバル化の突きつける現実は、あと数年で日本の会社と職場を激変させていく可能性が高いと思います。個人的な危機や自然災害のような危機だけでなく、会社や、働くことそのもの、例えば雇用の形態すら変容していく時代に、健康であることは、日々の仕事をやり遂げて、充実した毎日を送るため、あるいは危機に立ち向かうための重要な資源なのです。

その資源は、貯金の利子のように自動的に積み上がるようなものではなく、自ら毎日、毎週、毎年積み立てて、メンテナンスしなければならないものなのです。

厚生労働省の施策は、細やかに心の健康を守り、身体の健康を増進しようという趣旨であるには違いありません。けれども政策の意図は、そのまま現場で働く人たちに利益をもたらしているのかというと、そうではない現実があることを説明してきました。

突き詰めれば「健康と弁当は自分持ち」なのです。

機会があれば、皆さんが健康管理の受益者として、政策を決定する人たち、あるいはそれを運営している産業医のような専門家に現状に対する説明を求めてもよいと思います。

それと同時に、自分自身にも健康かどうか、健康のために何ができるか、何をするのかをずっと問い続けていく時代になっているのではないでしょうか。

自覚症状をモニタリングしたり、それに伴う対処をしっかりと行うこと、正しい健康の知識を持って正しく対応することこそが、真に期待できる健康管理なのだと思います。

あとがき

本書を最後まで読んでくださって、本当にありがとうございました。

私は専門的な産業医の養成を謳う産業医科大学に1985年に入学してから、「産業医は働く人を守る、職場の健康管理を担う医師だ」と教えられてきました。

しかし本書で紹介したように、現実の健康管理は平均的な働く人の健康を必ずしも守ってくれるわけではありません。

人生100年とさえ言われる時代になりましたが、少子高齢化に伴って破綻の懸念のある社会保障制度を維持するために、働く人は間違いなく生涯現役でいることを求められるようになるでしょう。そのためには、職場で提供される定期健康診断やストレスチェック、あるいは健康管理に受身で頼ってばかりいては駄目だと思うのです。

自らの健康を保つコツをビジネスの最前線で活躍する方々に分かりやすく解説したい、と考えたのが本書を書くきっかけでした。

産業医という存在が医師の間ですらマイナーであった時代から、私は職場の健康管理にどっぷりとつかってきました。また日本の医師がほとんど経験しない米国企業の健康管理に従事し、米国ならではの従業員支援サービスを学び、さらに健康管理を事業化するベンチャーを起業しました。そうした経験のおかげで、健康管理の枠組みを経営者や管理職、そして働く人の目線で実感できるようになったように思います。同時に、本書で指摘したような定期健診や職場の健康管理の構造的な問題を思い知るようになりました。

そしてこの10年は、少しでも多くの働く人が、定期健診やストレスチェック、あるいはメンタルヘルス対策の真の受益者となることができるようにと考え、自分なりの解決策を模索してきました。

「医師の知り合いは医師ばかり」とも言われますが、幸いにも医療業界以外のたくさんの人たちと出会うことができ、病院やクリニック、あるいは職場の健康管理室の中では知ることのできない情報にたくさん触れることができました。

本書に盛り込んだ内容は、そうした方々との交流を通して学んだことがヒントになっています。気前よく、たくさんの情報を提供し、また講演や研修、あるいはコンサルティングなどのチャンスをくださった方々には感謝の念に耐えません。

そして、本書出版のチャンスをくださった日本経済新聞出版社編集部の網野一憲さん、石橋廣紀さんには、ご自身の健康診断やストレスチェック、あるいは健康管理の体験を時に面白おかしく披露していただきました。執筆のヒントまでたくさん教えていただき、感謝しきれないくらい有難く思っています。本書に登場する上司の営業課長と部下のGさんのように、互いに信頼し合う職場の同僚といったおふたりのやり取りを見ていて、世の中の職場の人間関係がこのようならよいのにと何度も感じました。

さて、東京オリンピックを控える日本は早晩、社会経済の激変を伴う時代に直面しそうです。そうした状況下では、働く人にとって健康管理はますます重要になってくると思います。

そうした厳しい時代になっても、1人でも多くの読者の方が、ご自身の健康を保つために本書の内容をご活用いただくことを願ってやみません。

平成29年10月

亀田高志

亀田高志　かめだ・たかし

株式会社健康企業 代表・医師。1991年産業医科大学卒業。企業立病院での臨床研修を経て、大手日本企業や外資系企業での産業医を11年間務める。母校の産業医養成機関の講師を経て、2006年に同大学が設立したベンチャー企業の創業社長に就任。16年に退任後、現職専従となり、現在は企業や自治体等でのコンサルティングや研修、講演、執筆活動に注力している。

日経プレミアシリーズ｜359

健《けん》康《こう》診《しん》断《だん》という「病《やまい》」

二〇一七年一一月九日　一刷

著者　亀田高志

発行者　金子　豊

発行所　日本経済新聞出版社
http://www.nikkeibook.com/
東京都千代田区大手町一―三―七　〒一〇〇―八〇六六
電話（〇三）三二七〇―〇二五一（代）

装幀　ベターデイズ

組版　マーリンクレイン

印刷・製本　凸版印刷株式会社

ISBN 978-4-532-26359-1　Printed in Japan